国医名师
肿瘤临证传薪录

主编 霍介格 魏国利
主审 徐荷芬

中国纺织出版社有限公司

内 容 提 要

目前，我国肿瘤的发生率和死亡率持续升高，肿瘤的综合治疗效果及长期生存率仍不令人满意。中医药在肿瘤的综合治疗中具有一定的特色和疗效，名老中医的临床经验和学术思想是快速学习和掌握中医治疗肿瘤要点的瑰宝。《国医名师肿瘤临证传薪录》以江苏省首届国医名师徐荷芬学术思想为主线，通过整理徐荷芬教授及其弟子撰写的关于中医药治疗肿瘤的理论总结、学术思想凝练、经验介绍、个案报道及围绕徐荷芬教授效方、验方开展的基础研究文章，详细地向读者展示了徐荷芬教授运用中医药治疗肿瘤的学术思想和经验，适合中医及中西医结合专业临床工作者、中医院校研究生及肿瘤患者或家属阅读。

图书在版编目（CIP）数据

国医名师肿瘤临证传薪录 / 霍介格，魏国利主编. 北京 ： 中国纺织出版社有限公司， 2025.4. -- ISBN 978-7-5229-2607-0

Ⅰ.R273

中国国家版本馆 CIP 数据核字第 20256NU226 号

责任编辑：傅保娣　　责任校对：王花妮　　责任印制：王艳丽

中国纺织出版社有限公司出版发行
地址：北京市朝阳区百子湾东里 A407 号楼　邮政编码：100124
销售电话：010—67004422　传真：010—87155801
http://www.c-textilep.com
中国纺织出版社天猫旗舰店
官方微博 http://weibo.com/2119887771
北京华联印刷有限公司印刷　各地新华书店经销
2025 年 4 月第 1 版第 1 次印刷
开本：710×1000　1/16　印张：12
字数：183 千字　定价：98.00 元

凡购本书，如有缺页、倒页、脱页，由本社图书营销中心调换

编委会

主　审　徐荷芬
主　编　霍介格　魏国利
副主编　胡灿红　季　漪　李灵常　方志军
　　　　邵向群
编　委　陈　曦　方志军　樊　敏　霍介格
　　　　胡灿红　何世仪　胡梦迪　季　漪
　　　　鞠建明　蒋言涛　李灵常　刘林涛
　　　　马继恒　钱丽君　邵向群　守芳漾
　　　　宋金娣　唐　琳　魏国利　王　馨
　　　　王国民　徐荷芬　邢海燕　余佳霖
　　　　杨汪银　张成铭　张珊珊　张振生
　　　　左武琪

目 录

第一章 徐荷芬小传及相关的大事记 ……………………………… 1
- 一、生于乱世，立志学医 ……………………………………… 2
- 二、响应号召，结缘中医 ……………………………………… 3
- 三、深耕临床，医研并重 ……………………………………… 4
- 四、德艺双馨，患者第一 ……………………………………… 6
- 五、教学相长，寄望后学 ……………………………………… 9

第二章 徐荷芬经验精粹 ……………………………………………… 11
- 一、和法辨治，身心同调 ……………………………………… 11
  - （一）突破中医基本理论第一关"阴阳五行" ……………… 11
  - （二）徐荷芬"和法"论治恶性肿瘤的经验 ………………… 16
  - （三）徐荷芬从"心身同病"角度治疗肿瘤的学术思想 …… 19
  - （四）徐荷芬以"滋阴"为核心论治乳腺癌的经验 ………… 26
  - （五）徐荷芬从气阴论治非小细胞肺癌经验撷菁 …………… 30
- 二、扶正调衡，燮理阴阳 ……………………………………… 34
  - （一）扶正培本在肿瘤治疗中的作用 ………………………… 34
  - （二）中医学对肿瘤的治法 …………………………………… 36
  - （三）中医药治疗肿瘤临证思路撷粹 ………………………… 41
  - （四）徐荷芬恶性肿瘤临证经验 ……………………………… 46
  - （五）徐荷芬治疗肿瘤的学术思想 …………………………… 50
  - （六）徐荷芬治疗恶性肿瘤的经验 …………………………… 55
  - （七）徐荷芬论治肺癌的经验 ………………………………… 57
  - （八）徐荷芬辨治乳腺癌的临床经验及学术思想 …………… 60

i

（九）徐荷芬治疗食管癌的经验……………………………………62
（十）徐荷芬治疗中、晚期胃癌的经验………………………………67
（十一）徐荷芬治疗大肠癌的经验……………………………………72
（十二）基于"同气相求"理论的大肠癌临证应用…………………76
（十三）徐荷芬治疗原发性肝癌的经验………………………………81
（十四）前列腺偶发癌联合雄激素阻断后辨治四法…………………85

三、中西协同，减毒增效……………………………………………………90
（一）徐荷芬治疗化疗性恶心呕吐的经验……………………………90
（二）徐荷芬治疗大肠癌化疗相关性腹泻的思路……………………95
（三）徐荷芬防治食管鳞癌放射性肺炎临证撷英……………………100
（四）胃癌根治术后反流性食管炎辨治五法…………………………104

四、病证互参，明晰方药……………………………………………………107
（一）徐荷芬辨治大肠癌常用角药撷萃………………………………107
（二）徐荷芬治疗肿瘤角药运用举隅…………………………………109
（三）徐荷芬治疗大肠癌常用药组与药对经验撷英…………………112
（四）徐荷芬养阴固本法治疗肿瘤常用药对撷英……………………116
（五）基于数据挖掘技术的徐荷芬治疗结肠癌用药规律研究及
　　　学术思想………………………………………………………119
（六）基于数据挖掘的徐荷芬治疗非小细胞肺癌用药特点与
　　　学术思想………………………………………………………120

五、典型案例，经验效方……………………………………………………122
（一）徐荷芬治疗恶性肿瘤验案2则…………………………………122
（二）徐荷芬治疗上腭癌验案1则……………………………………125
（三）徐荷芬治疗肿瘤并发症验案3则………………………………126
（四）徐荷芬运用扶正养阴抑瘤法治疗胰腺癌医案1则……………130
（五）养阴补肺解毒方治疗肺癌传承心悟……………………………136

六、基础研究，探本求源……………………………………………………140
（一）消瘤胶囊对大鼠移植肝脏肿瘤的治疗效果研究………………140

（二）草杞颗粒对荷瘤小鼠肿瘤细胞凋亡的影响……………… 147

（三）高压液相色谱法测定冬仙胶囊中虫草素的含量……………… 151

（四）冬虫夏草菌丝体免疫特性测试……………… 154

（五）冬虫夏草菌丝体抗肿瘤的实验研究……………… 157

（六）气功对淋巴细胞酯酶活性的影响……………… 160

（七）冬仙胶囊抗肿瘤作用的实验研究……………… 161

（八）消化道肿瘤舌象细胞学的初步观察……………… 164

（九）恶性肿瘤患者 200 例舌象观察……………… 169

（十）槐耳冲剂治疗原发性肝癌 128 例临床分析……………… 172

（十一）蜂王浆冻干粉治疗恶性肿瘤 365 例临床总结……………… 174

第三章　徐荷芬弟子传承脉络……………… 177

参考文献……………… 180

第一章

徐荷芬小传及相关的大事记

徐荷芬，出生于1932年12月，女，汉族，江苏省无锡市江阴人，中共党员。江苏省中医药研究院（江苏省中西医结合医院）主任中医师，硕士研究生导师。享受国务院政府特殊津贴。全国名老中医药专家学术经验继承工作指导老师，江苏省名老中医药专家学术经验继承工作指导老师，江苏省首届国医名师，江苏省名中西医结合专家。曾任中华中医药学会肿瘤分会委员、江苏省中医药学会肿瘤专业委员会主任委员、江苏省中西医结合学会肿瘤专业委员会副主任委员。筹建了江苏省中医药研究院（江苏省中西医结合医院）肿瘤科，是江苏省中医药研究院（江苏省中西医结合医院）和江苏省中医院肿瘤科的创始人，江苏省中医学肿瘤专业的开拓者和奠基人。

徐荷芬就读学校或工作单位见表1-1。

表1-1 徐荷芬就读学校或工作单位

时间	就读学校或工作单位
1938年9月至1944年7月	江阴峭岐中心小学
1944年9月至1948年7月	江阴县立初级中学
1949年9月至1951年7月	江苏省南菁高级中学
1951年9月至1956年7月	江苏医学院（现名南京医科大学）医疗系
1956年9月至1958年7月	江苏省工人医院（现名江苏省人民医院）
1958年9月至1961年6月	南京中医学院"西学中班"
1961年6月至1966年4月	江苏省工人医院（现名江苏省人民医院）
1966年4月至今	江苏省中医研究所（现名江苏省中医药研究院）

徐荷芬在国内率先提出"心身同病,阴阳失衡"是肿瘤发病之本,"癌毒郁结,气阴两伤"是肿瘤复发、转移之根,完善了中医肿瘤的病机体系。基于这一理论,提出中医"和调平衡法"治疗肿瘤理论体系,经过长期的临床实践,结合中医经典辨证论治体系,针对肿瘤患者的临床特点,构建了以"益气养阴"为主的恶性肿瘤综合辨证治疗方案,达到阴平阳秘是恶性肿瘤患者尤其是带瘤生存的晚期患者最佳状态。主持课题多项,发表论文40篇。其对于原发性肝癌的研究,以及亮菌和亮菌甲素的研究,均获全国科学大会奖;宁猴片的研究,获全国科技成果二等奖;抗癌平的临床研究,获江苏省科技成果四等奖;香云片的研究,获南京市科技成果二等奖;槐耳冲剂治疗肝癌,获国家中医药管理局科学技术进步奖二等奖。研制的槐耳颗粒、消瘤胶囊等药物及院内制剂,延长了患者生存时间,提高了患者的生活质量,取得了显著的社会效益。至今已在临床工作近70年,仍然深耕在临床一线。

一、生于乱世,立志学医

1932年的中国正处于一个动荡的年代,那一年徐荷芬在江苏无锡江阴的一个小镇出生。在她的童年生活里充斥着战乱、贫穷、疾病……因为经济落后,缺医少药,现在看来很多普通的"小病"在那个年代都是要命的"大病"。因为"简、便、廉",那个年代,普通百姓生病后首先会想到中医,小时候徐荷芬身体也不好,经常生病,所以经常能闻到自家及邻居家中飘出的"药香",一个"医学梦"的种子也悄悄地在少年的徐荷芬心中生根。徐荷芬的家庭是一个普通的农民之家,家里并不富裕,在那个年代女孩一般不会被家里重点培养,所以中学毕业后,父母并不支持徐荷芬再继续读书,希望她找一份工作,贴补家用。怀着医学梦想的徐荷芬说服了父母,获得了继续读书的机会,1949年顺利考入江苏省南菁高级中学。1951年高中毕业的徐荷芬义无反顾地选择了江苏医学院(现名南京医科大学)医疗系,那个时候大学里还没有中医专业。进入大学后,徐荷芬如饥似渴地学习医学知识,1956年从江苏医学院毕业(图1-1),因为各方面都很优秀,被分配在江苏省工人医院(现名江苏省人民医院)内科工作。

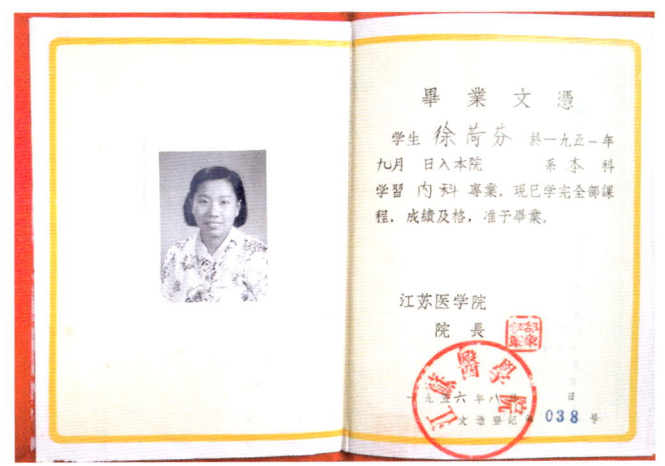

图 1-1　徐荷芬本科毕业证书

二、响应号召，结缘中医

20世纪50年代，国家大力发展中医，国内中医院校相继成立，国家卫生部选拔抽调了一批优秀的西医医生参加"西医离职学习中医班"，促进中西医之间的相互了解、沟通，进而发扬中医。1958年在江苏省工人医院内科工作的徐荷芬，由于工作表现优异，被选拔参加了第一期南京中医学院"西医离职学习中医班"，也正是这个契机让徐荷芬结缘于中医，并为中医药事业奋斗了一生。在三年的"西医离职学习中医班"期间，徐荷芬系统地学习了中医药，并跟随张泽生、邹云翔、陈亦人和周仲瑛等一批优秀中医老师实习。1961年徐荷芬从"西医离职学习中医班"顺利结业（图1-2）。三年系统的中医理论学习和临床实践让徐荷芬看到了中医的优势，体会到了中医药的博大精深，也从此爱上了中医。因为出身西医，所以徐荷芬在临床中并不拘泥于中医、西医，而是根据中西医各自的优势，取长补短，中西医结合，提高临床诊疗效果，从那时起，如何更好地把中西医结合起来为患者服务也成了徐荷芬一生追求的目标。结业后，徐荷芬返回江苏省工人医院工作，在临床实践中不断地应用中西医结合的方法为患者诊治，取得了满意的效果。1966年徐荷芬被调入江苏省中医研究所（现名江苏省中医药研究院）工作，当时江苏省中医研究所在江苏省中医院内，其内科门诊、病房是在一起的，徐荷芬白天在门诊出诊，晚上在病房值夜班，经常无法归家。后来徐荷芬又参与创建了江苏省中医院和江苏省中医药研究院（江苏省中西医结合医院）的肿瘤科，至今已与中医药相伴60余年，92岁高龄的徐荷芬仍奋斗在临床一线。

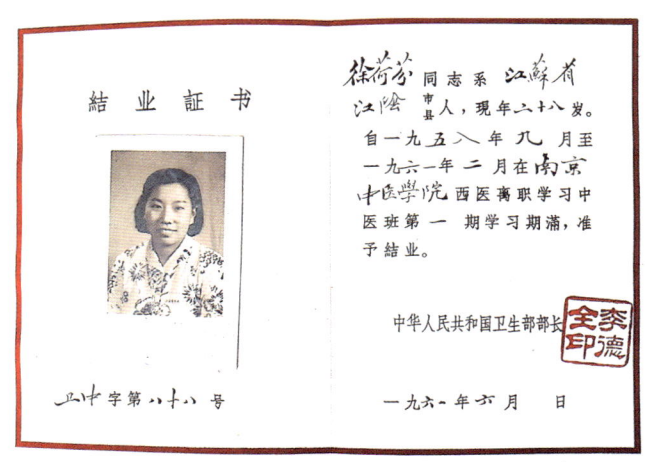

图1-2　徐荷芬南京中医学院"西医离职学习中医班"结业证书

三、深耕临床，医研并重

"诚恳做人，踏实做事，心无旁骛，一心做好自己的本职工作"是徐荷芬教授做人做事的准绳。临床疗效是中医的根本，所以在临床工作中，徐荷芬教授十分注重中医的临床疗效。徐荷芬教授认为，中医、中西医结合，不要拘泥于何种治疗方法，只要能解决患者问题的方法就是好方法。20世纪70年代，肿瘤的发病率逐渐升高，肿瘤的药物治疗少，治疗效果差，患者生存期短，许多医生不愿意从事肿瘤专业。当时徐荷芬教授迎难而上，在临床中积极探索如何利用中医的优势，发挥中医药抗肿瘤的作用，筹建了江苏省中医药研究院（江苏省中西医结合医院）肿瘤科，是江苏省中医药研究院（江苏省中西医结合医院）及江苏省中医院肿瘤科的创始人，也是江苏省中医学肿瘤专业的开拓者和奠基人。徐荷芬教授十分重视与同行的交流（图1-3、图1-4），多次带领弟子们与国内外学者进行交流，去解决临床难题。通过长期的临床实践，徐荷芬教授总结出"心身同病，阴阳失衡"是肿瘤发病之本，"癌毒郁结，气阴两伤"是肿瘤复发、转移之根的观点，并提出了"和法论治、平调阴阳"这一中医肿瘤治疗的思路，在临床中积极探索肿瘤的中医药治疗方法。

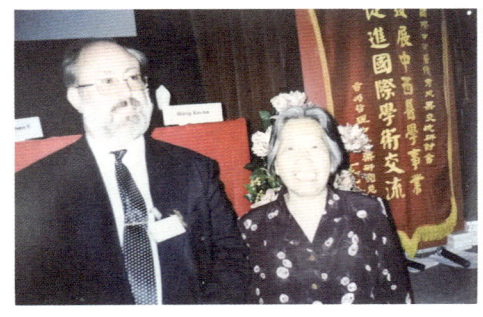

图1-3 徐荷芬至中国香港进行学术交流

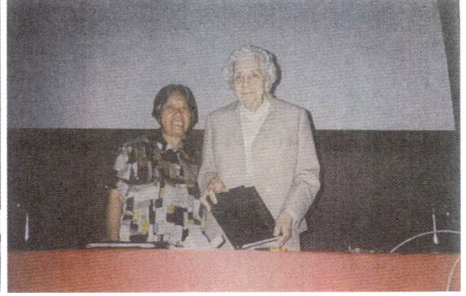

图1-4 徐荷芬至英国进行学术交流

注重临床治病的同时，徐荷芬也十分重视中医药科研工作。1972～1973年作为江苏省卫生厅肝癌防治医疗队成员，徐荷芬参加了由汤钊猷、吴孟超等专家学者组成的启东肝癌防治医疗队。徐荷芬主动请缨，奔赴前线，深入启东各乡村进行肝癌的普查筛选。当时条件简陋，为了收治原发性肝癌患者，徐荷芬与启东县人民医院和久隆乡人民医院协作，吃住在当地村赤脚医生的家里，一呆就是一年多，取得了宝贵的一手资料，为下一步的病因分析及治疗方案的制订打下了坚实的基础。徐荷芬参与的"启东肝癌防治研究"获全国科学大会奖。

回到单位后，徐荷芬继续从事中医药治疗肝癌的研究，1982～1986年联合江苏省中医院、启东肝癌防治研究所等5家医院开展了槐耳颗粒治疗原发性肝癌多中心临床研究，证实槐耳颗粒对原发性肝癌有较好的临床疗效。目前槐耳颗粒已经上市并创造了巨大的社会效益，被《CSCO原发性肝癌指南》推荐用于肝癌术后辅助治疗，该研究获得了中华人民共和国科学技术部科技进步奖三等奖、国家中医药管理局中医药科学技术进步奖二等奖（图1-5）。

1994年，江苏医疗队和上海医疗队组织综合考察，徐荷芬教授作为队员之一赴浙江仙居、广西扶妥市调查原发性肝癌高发区的生活习惯和环境污染等影响因素，并与江苏启东的数据进行对比分析，为后来发现肝癌致病因素打下了基础。

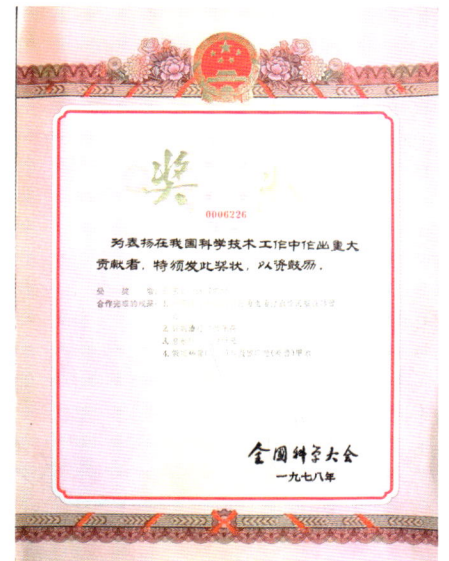
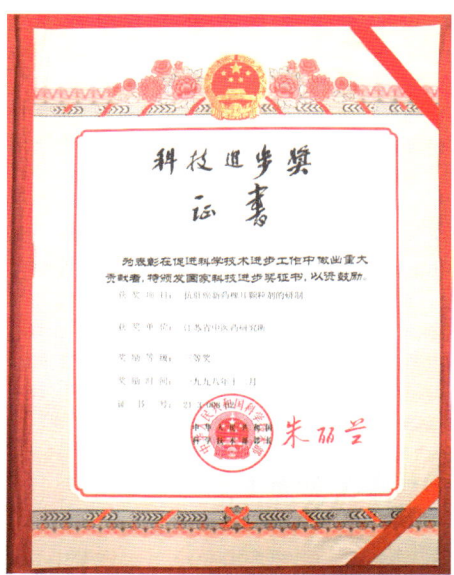
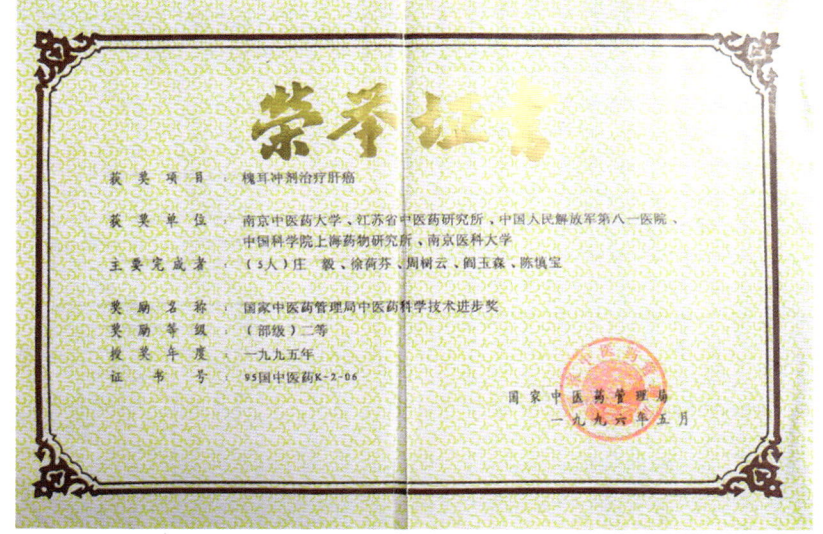

图 1-5 获奖证书

四、德艺双馨，患者第一

"凡大医治病，必当安神定志，无欲无求，先发大慈恻隐之心，誓愿普救含灵之苦。若有疾厄来求救者，不得问其贵贱贫富，长幼妍蚩，怨亲善友，华夷愚智，普同一等，皆如至亲之想。"这是孙思邈《大医精诚》中的一段话。"我要竭尽全力，采取我认为有利于病人的医疗措施，不能给病人带来痛苦和危害。"这是《希波克拉底誓言》中的一句话。徐荷芬教授在自己的医疗工作中也践行着这两个医学誓言。20世纪50年代后期，我国长江流域暴发血吸虫病，1957年在江苏省工人医院（现名江苏省人民医院）内科工作的徐荷芬积极报名参加江苏省血吸虫病防治工作，任副队长，深入农村救治患者，当时的医疗资源匮乏，晚期血吸虫病患者伴有严重的肝硬化腹水、门静脉高压症，有的患者肝昏迷出现吐血呕血，但当时连吸引器都没有，情急之下徐荷芬为了防止患者窒息，就找一根粗的皮条放入患者口中，自己用嘴把呕吐物吸出来，患者家属看到后十分感谢她，她每次都说这是医生的本职工作。徐荷芬教授认为医德是医生行医的根本，与精湛的医术同样重要，她一生推崇"德不近佛者，不可以为医，技不近仙者，不可以为医"。

六十余年的中医之路，徐荷芬教授在临床上诊治了无数的肿瘤患者，有成功治愈患者后的喜悦，也有面对患者病情发展的无奈。面对患者信任又期盼的眼神，即使再累再晚徐荷芬教授也不辞辛劳地为他们加号，经济困难的患者则直接免费看，经常要看到深夜十一二点，最晚一次曾经看到夜里两点多钟！面对一个个肿瘤难题，特别是患者疗效不好时，她每每挑灯夜读，手不释卷，希望能在前人的研究成果中找到答案。她常说自己一生只会勤勤恳恳专研医道，踏踏实实服务病患，其他啥也不会，愧对爱人、子女和家庭。

记得二十多年前，有个患者在某三级甲等医院被确诊为肾癌肝转移，医生建议放弃治疗回家，后来他找到徐荷芬教授寻求中医治疗，患者家庭经济条件不好，在治疗的时候，徐荷芬教授每次处方都谨慎遣方处药，选择性价比高的药物，同时每次都鼓励患者，给他信心，最后通过中医药调治，患者又活了十年。临床中徐荷芬教授经常讲到："医生不能只看到人的病，而应更多地关注病的人，要更多地为病人考虑。"她和每个患者都要进行"话疗"，认为信念是增强免疫力的"法宝"，经常有患者见到徐教授就笑着说"见到您，我的命就回来一半了，终于有救啦！"

1995年南京成立癌友康复协会，徐荷芬教授担任学术顾问，每次活动徐荷芬教授都是有请必到，协会有什么困难，她总会尽力协调沟通，年底还会给予癌友康复协会栖霞分会经济上的赞助，去关心这个群体的每一名成员，为他们义务讲座，传授抗癌和防癌知识，不定期地为癌友义诊（图1-6）。她还主动为社会爱心人士与癌友康复协会牵线，以帮助其中的困难群体，为他们解决生活中的实际困难。

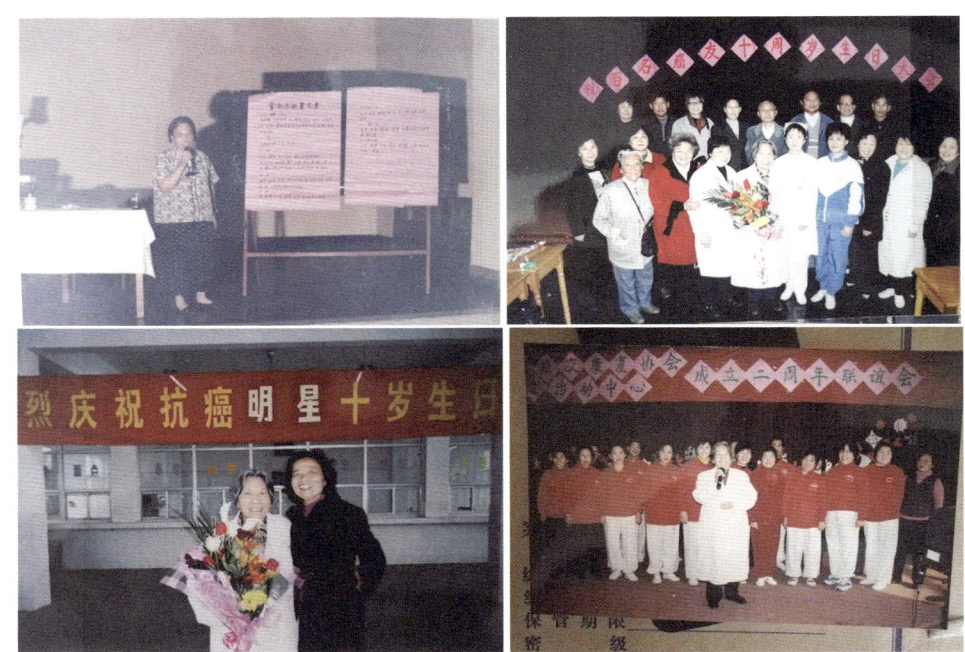

图1-6　徐荷芬教授参加癌友活动

2003年在徐荷芬教授的倡议和广大癌友的响应下，举行了"癌友十周岁生日大会"，他们都是临床中坚持中医药治疗，疗效突出的病患，结果因为患癌后生存10年的患者太多，礼堂已经无法容纳，只能让15年以上的癌友入座，其他患者站着，逾百名患者齐聚一堂，大家如家人般有说有笑，分享自己的抗癌历程。徐荷芬教授自己也有个笔记本和相册，里面记录了许多患者的信息及照片，虽然已过去多年，但她清晰地记着很多患者的名字、肿瘤类型、病情等，他们就像徐荷芬教授的家人一样。每当想起这些患者，徐荷芬教授都觉得自己是个幸福的人，可以让这么多被判"死期"的癌症患者健康地活着。徐荷芬教授于2024年获得"中国好医生"称号（图1-7），如今虽然已经92岁高龄，但她仍深耕临床一线（图1-8）。她认为服务患者是自己保持身心健康和长寿的秘诀。

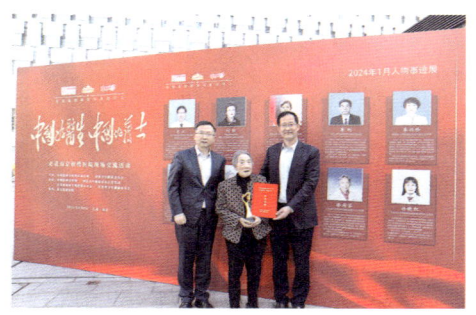

图 1-7　徐荷芬教授 2024 年获得"中国好医生"称号

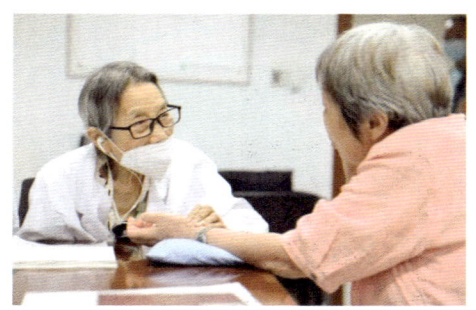

图 1-8　徐荷芬教授在门诊为患者诊治

五、教学相长，寄望后学

传承是中医药工作的重点之一，但现在很多中医院校的学生对中医缺乏兴趣，毕业后在临床中很少使用中医药。徐荷芬教授认为，只有更好地传承中医，才能更好地发扬中医，所以她十分注重中医学术的传承工作（图 1-9），作为第五批全国名老中医药专家学术经验继承工作指导老师及江苏省名老中医药专家学术经验继承指导老师，徐荷芬教授积极地开展中医传承工作，希望能把自己的心得传给学生们，去培养他们，让他们能更好地为患者服务，解决患者的痛苦。2011 年徐荷芬江苏省名老中医传承工作室成立，2013 年徐荷芬全国名老中医药专家工作室成立，2018 年名老中医工作室丹阳市中医院、玄武区中医院子工作站成立，当时已 86 岁的徐荷芬教授坚持亲自到场，为中医药传承事业鞠躬尽瘁。截至目前，徐荷芬教授已培养博士研究生导师 2 名，硕士研究生导师 8 名，江苏省名中医 1 名，江苏省中医药领军人才 1 名，江苏省 333 高层次人才、江苏省六大高峰人才等 6 名，博士、硕士研究生 40 余名，中医肿瘤专科人才 1000 余名。先后举办 7 次国家及省级继续教育学习班，积极培养人才，推广中西医结合治疗肿瘤经验。

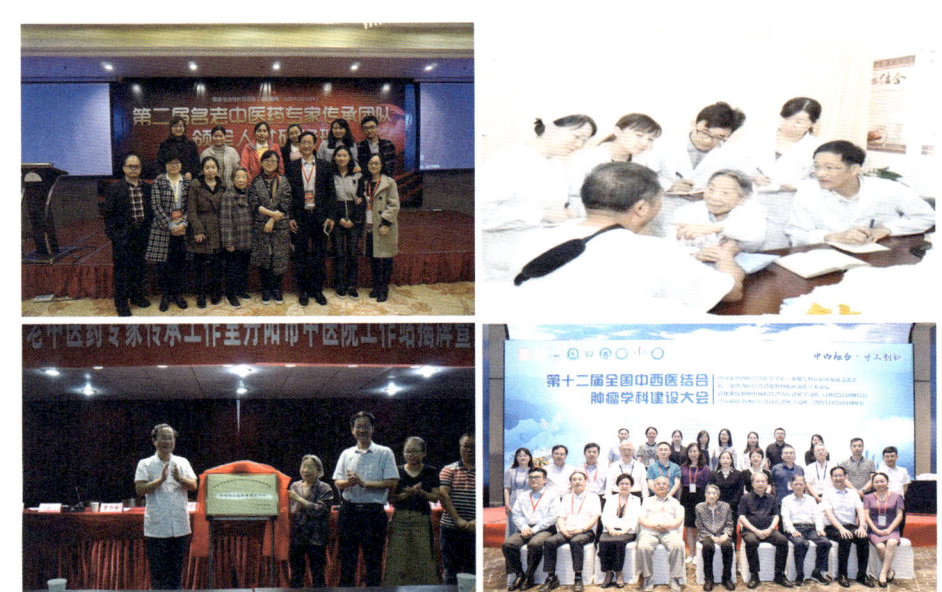

图 1-9　徐荷芬教授参加学术传承活动

目前徐荷芬教授已经九十多岁了，与中医药相伴六十余载，因为年龄大，身体不好，家人劝说她不要再去临床出诊，但是徐荷芬教授一直没有同意，2023 年新冠疫情结束后，徐荷芬教授又回到了门诊工作。徐荷芬教授说："我希望能看病到 100 岁，为中医药事业做点儿事，发挥点儿余热，到了我这个年纪，一不求名，二不求利，六十多年的相伴，只想和学生们一起精修医德，精研医道，共同把中医药事业更好地传承下去，竭尽所能地为中医药事业贡献自己的力量，将中医发扬光大。"

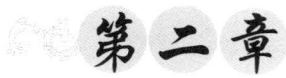

第二章

徐荷芬经验精粹

一、和法辨治，身心同调

（一）突破中医基本理论第一关"阴阳五行"

阴阳五行学说是古代朴素唯物主义哲学，它是总结了古代劳动人民长期的生活实践和观察体验而逐渐创造出来的。它的理论本质是建立在物质基础上的，并不是空洞的泛论。在春秋战国时期，诸子群起，百家争鸣，阴阳五行学说发展成为当时文化高潮的主流，推动了社会文化的发展。当时的医学家采用了阴阳五行学说来总结医学的实践经验，著成《黄帝内经》一书。经过两千多年的历史考验和不断发展，此学说成为中医学中独特的理论体系。它在医学的成就和发展方面，一直起着核心和思想指导作用，使中医学在保护人民健康的事业中发挥了巨大的贡献。苏联B.T.华格拉立克教授说："多世纪以来，中医的经验证实了中医理论的基本原理的正确性。'阴阳''五行'的理论是作为脏器相关和治疗措施相关学说的基本思想，所有这些学术思想正像对它们进行深入研究时所证实的，它包含了很正确的和很进步的思想，是完全符合辩证唯物论的原理的。"我们要继承和发扬中医学遗产，必须正确地掌握和运用阴阳五行学说。

1. 阴阳学说的基本概念

"阴阳"是个抽象的代名词，其在运用上又是机动的和灵活的，但是在实际应用中必定要有客观的事物作为基础，将客观事物的性质与现象在相对的程度上作比较，然后以阴阳来加以概括。因为一切事物的存在均有对立的统一性，矛盾始终贯穿在事物的发生、存在和运动、变化过程中，在矛盾中发展而后得到统一的。阴阳代表事物相对统一的两方面，各具有特有的性质。《黄帝内经·素问·阴阳应象大论》说："水为阴，火为阳。"由此可以了解到阳是代表相对温热的、活动的、向上的……阴是代表相对寒冷的、静止的、向下的……我们在应用阴阳学说时，必须要认识到这点，然后才能掌握事物的规律。如天为阳，地为阴，内为阴，外为阳，月为阴，日为阳……故阴阳的应用非常广泛，如《黄帝内经·素问·阴阳离合论》说："阴阳者，数之可十，推之可百，数之可千，推之可万，万之大，不可胜数，然其要一也……"充分地说明了宇宙间可以用阴阳来推演说明的事物虽然很多，但其原则只有一个对立统一性，也就是说，只要存在着相对性的事物，都可以用阴阳概括说明。

阴阳既然是对立的，就不可能孤立存在，而是相互依赖、相互生成的。如《黄帝内经·素问·阴阳应象大论》所说的"阴在内，阳之守也，阳在外，阴之使也""阴者藏精而起亟也，阳者卫外而为固也"都说明了阴阳有机联系。

阴阳在正常情况下，保持着相对的平衡，但是它可以相互转化。《黄帝内经·灵枢》说："重阴必阳，重阳必阴。"又说："寒甚则热，热甚则寒。"张景岳也说："寒极生热，阴变为阳也，热极生寒，阳变为阴也，故阴阳之理，极则必变也。"因为事物发展到一定的限度时，必然会产生飞跃的转变。这种转变并不是事物的循环，而是事物的发展。

2. 五行学说的基本概念

五行是我们祖先在日常生活实践中将经常接触到的物质，归纳为金、木、水、火、土五大类。古人认为，宇宙间的任何事物都是由此五种物质所化生的。《左传》说："天生五材，民并用之，废一不可。"在医学上是用它来进一步说明事物之间更复杂的关系和发展变化规律。

五行学说的基本规律是相生相克，在相生相克的基础上又产生了制化、相乘、相侮。"相生"说明五行之间不是孤立存在的，而是相互促进和依存的，五行的相生规律是：木生火，火生土，土生金，金生水，水生木。这种关系也可以理解为是一种推动发展的作用。"相克"说明在五行之间又有相互制约的关系，如金克木，木克土，土克水，水克火，火克金，这种相克的关系是维持相互平衡的保证。五行在正常的情况下,均有相生和相克,有了相生才有生化,有了相克才有平衡,此二者结合起来简称为"制化"。以"木"为例:木能生火,火能克金,金又能克木,这样便保持了正常的平衡协调。以上所述的生克制化均是在正常的情况,如果任何一行,发生了太过或不及,便会产生相乘、相侮的反常现象。以"金"为例:若金不及则火来乘之而木反来侮金,若金太过则金便克木和反侮火,这就是相乘和相侮的规律。中医关于生理病理的复杂机制和诊断治疗辨证求因上,都是贯穿着这个理论的。

3. 阴阳五行学说在中医学中的应用

(1) 解剖和生理方面。古人在"天人相应"整体观念的基础上,运用阴阳五行说,将宇宙间的现象和事物运动发展规律,以取类比象的方法联系到人体的脏腑组织,从而说明人体内外的相互关系。《黄帝内经·素问·金匮真言论》云:"夫言人之阴阳,则外为阳,内为阴。言人身之阴阳,则背为阳,腹为阴。言人身脏腑中阴阳,则脏者为阴,腑者为阳。肝、心、脾、肺、肾五脏皆为阴,胆、胃、大肠、小肠、膀胱、三焦、六腑皆为阳。"不仅如此,更以阴阳来结合人体脏腑的部位进一步分析其阴阳属性,例如《黄帝内经·素问·金匮真言论》又云:"背为阳,阳中之阳,心也;背为阳,阳中之阴,肺也。腹为阴,阴中之阴,肾也;腹为阴,阴中之阳,肝也;腹为阴,阴中之至阴,脾也。"人体是相互联系的整体,阴阳的相互制约、相互依存的现象,是人体生长发展的基本。只有在五脏六腑和外在器官组织保持相互联系和功能协调的基础上,才能获得阴阳的平衡和保证人体的健康,这与魏尔肖的细胞学说是不兼容的。中医将人体看作有机的统一体,以这个观点来说明人体的生理功能。《黄帝内经·素问·阴阳应象大论》说:"阴在内,阳之守也,阳在外,阴之使也。"《黄帝内经·素问·生气通天论》记载的"阳强不能密,阴气乃绝,阴平阳秘,精神乃治"是阴阳相互为用的例子。人体的生理功能就是依靠阴阳协调来维持的,如果二者不和谐,则可导致病理变化。

关于五行生理方面的应用,是在阴阳的基础上,进一步解释了五脏六腑与组织间更复杂的生理功能和有机联系。《黄帝内经·素问·五脏生成》云:"心之合脉也,其荣邑也,其主肾也,肺之合皮也,其荣毛也,其主心也。"《黄帝内经·素部·阴阳应象大论》记载的"肝生筋,筋生心……心生血,血生脾"说明了脏器与脏器之间、脏器与组织之间的生化关系。这种关系是维持生理功能的重要条件。

（2）病因和病理方面。人类疾病虽然有着复杂的发病机制，但是基本关键则不外乎阴阳偏胜偏衰的结果。《黄帝内经·素问·阴阳应象大论》云："阴胜则阳病，阳胜则阴病。阳胜则热，阴胜则寒。重寒则热，重热则寒。"《黄帝内经·素问·调经论》云："阳虚则外寒，阴虚则内热。"这就解释了阴阳偏胜或偏衰就会引起病变。临床上常见的败血症患者，开始时只有高热、颜面潮红、双目充血、烦燥不安等症状，这是属于阳盛，但到中毒现象严重，发生严重的毒血症时患者即出现神疲倦意、四肢欠温、面色苍白、出汗等症状，这就是由阳的偏亢伤及阴分，此即"阳胜则热，阴胜则寒"的道理。

五行学说在病因和病理方面还结合到六淫七情和五味太过等（包括自然环境和精神活动等）多方面因素，使其更为全面、完整。

（3）诊断和预后方面。中医在诊断方面的高度原则，总不离乎阴阳、表里、寒热、虚实八纲，而八纲之中又以阴阳为其他六纲的总纲。就是说，尽管疾病有千变万化，但总不离乎阴阳的范畴。《黄帝内经·素问·阴阳应象大论》云："善诊者察色按脉，先别阴阳。"不难理解：区别阴症或阳症，是诊断的先决条件，从而推测疾病的预后。《黄帝内经·素问·阴阳别论》记载："别于阳者，知病处也；别于阴者，知死生之期。"

五行在诊断上的应用，根据五行的生克规律结合四时阴阳，可以测知疾病的发展趋势及预后情况。《黄帝内经·素问·脏气法时论》云："夫邪气之客于身也，以胜相加，至其所生而愈，至其所不胜而甚；至于所生而持，自得其位而起。"以五脏配合四时、五行，一般来说，凡五行当旺与病有利，五行当衰与病不利，故在预测疾病预后时必须结合气候、季节的变化。例如，临床上常见的高血压心脏病或风湿性心脏病，每至冬天易发，而且病情亦在多日严重，这就是水克火的关系，与五行的规律相符合。

《难经》第五十三难记载："经言七传者死，间藏者生，何谓也？然七传者，传其所胜也。间藏者，传其子也。"这说明母病及子其病变较轻，如心病传脾等。反之，如果病变按相克次序相传，则预后不良。这亦是用五行生克的规律来说明疾病发展和预后情况。

（4）治疗和药物方面。人体的疾病均是由于阴阳的偏胜所致，故治疗的方法是以调整人体的阴阳偏盛或偏衰，使其达到相互平衡为原则。《黄帝内经·素问·阴阳应象大论》记载的"治病必求于本""阴病治阳，阳病治阴"说明了这种精神。

中医治疗疾病不仅看到局部的症状，而且强调从整体观念出发，充分考虑患者的体质、生活环境、气候变化和精神状态及疾病发展情况等，结合五行生克的规律，采取适当的治疗原则。《黄帝内经·素问·宝命全形论》云："木得金而伐，火得水而灭，土得木而达，金得火而缺，水得土而绝，万物尽然，不可胜竭。"如脾虚泄泻中医常用"四神丸"来补命门之火，因为火能生土；肺虚则常用培土生金；反之有因肝木亢害而引起腹痛泄泻的脾胃病，则当以泻肝火为主。这些治疗原则，都是用之有效的，如果不掌握五行的生克规律就无法理解了。关于药物方面，亦运用了阴阳五行学说来反映药物的气味性能。《黄帝内经·素问·阴阳应象大论》云："味厚者为阴，薄为阴之阳；气厚者为阳，薄为阳之阴。"又云："味厚者泄""薄则通，气薄则发泄，厚则发热。"《黄帝内经·素问·至真要大论》云："辛甘发散为阳，酸苦涌泄为阴，咸味涌泄为阴，淡味渗淡为阳。"这是古人用阴阳来分析归纳药物的气味性能的体现。至于药物的升降浮沉等作用，则又可区别为沉降为阴，升浮属阳。因此，不熟悉这些规律，就无法理解中药和药理作用，更谈不到正确运用了。

另外，根据药物之五味结合五行生克的规律，将其应用到临床，决定治疗原则，如《阴阳应象大论》记载的"辛胜酸""酸胜甘""苦胜辛""寒胜热""风胜湿"等。这在临床方面，对药物疗效的掌握是有一定帮助的。

4. 总结

阴阳五行学说是古人与自然作斗争的过程中积累的丰富的实践经验所创造出来的一种思想体系。数千年来它在中医学中起到了巨大的主导作用，用于生理、病理、病因、诊断和治疗各方面，都有其独特作用，以理论指导了实践，又从实践丰富了理论，成为中医理论体系的核心和主导思想。值此继承、整理和发扬中医学的今天，我们应积极深入广泛地研究发掘这一珍贵的宝藏，首先必须要钻研探讨阴阳五行学说的含义，以辩证唯物和历史唯物的立场和观点，再进一步钻研中医学的经典文献，为发扬中医学的伟大历史任务，打下一个坚固而有利基础。

（二）徐荷芬"和法"论治恶性肿瘤的经验

徐荷芬教授临证数十载，在肿瘤的中西医结合治疗方面具有丰富的临床经验，倡导以"和法"贯穿治疗恶性肿瘤的过程中，现总结如下。

1. "和法"调治肿瘤渊薮

"和法"即中医八法中的和解法，《黄帝内经·素问·生气通天论》曰："凡阴阳之要，阳密乃固。两者不和，若春无秋，若冬无夏，因而和之，是谓圣度。"又曰："是以圣人陈阴阳，筋脉和同，骨髓坚固，气血皆从。如是，则内外调和，邪不能害。"在此之谓"和"，指调和阴阳之法，也就是要化解机体内的差异和不同，从而达到"阴平阳秘，精神乃治"的健康状态。狭义的"和法"一般认为有和解少阳、调和脾胃、调和胃肠的区别，至戴北山《广瘟疫论》，"和法"则有了更为广泛的涵义，他提出了"寒热并用之谓和，补泻合剂之谓和，表里双解之谓和，平其亢厉之谓和"的见解。徐荷芬教授在肿瘤治疗全过程中，针对肿瘤的复杂病理特点，通过"和法"，将多种矛盾、对立的病情，利用互相制约、相反相成、性质平和、作用和缓的组药遣方，无明显寒热补泻之偏，把握疾病的总体趋势走向，合理调度，兼顾全面，使机体达到"阴平阳秘"的自然平衡状态。

2. 治疗肿瘤和调五法

（1）疏肝理脾，和胃畅中。徐老在治疗中特别重视疏肝理脾、保护中焦脾胃的健运功能，禁忌一味地使用苦寒攻伐之品，强调补而不腻，补中有运，攻图以缓，攻不伤正。《黄帝内经》云："有胃气则生，无胃气则死。"徐老指出，肿瘤患者在治疗过程中，化疗、放疗以及长期服用苦寒攻伐的中药，均可造成脾胃损伤，出现面色少华、气短乏力、食欲下降、恶心呕吐、腹胀、腹泻、腹痛等脾胃气虚之症。如果不及时纠正，则后天失养，身体日益虚弱，先天之本失去生化之源，久病及肾，导致脏腑俱虚，放疗与化疗可能被迫中断。在肿瘤治疗的全程中，首先当时刻维护患者后天之本，疏肝理脾，使脾胃健运，升降相宜，患者能进水谷，气血得以化生。

临证常用八月札、佛手、香橼配白芍,芳香行气,疏肝健脾;用党参、黄芪、白术、山药、砂仁、茯苓等益气健脾,用焦山楂、焦神曲、鸡内金、炒谷芽、炒麦芽等消食导滞,用枳实、厚朴、黄连、竹茹等降胃利胆,从而使肝平脾健,开合正常,升降有序,气归和平。

(2)调补肝肾,精血同补。肝在五行属木,居阴阳之中水火之间,动静相合,阴阳相贯,其性曲直刚柔,体阴而用阳,既藏有形之血,又疏无形之气。肾乃"先天之本",主骨生髓,主一身之阳气。张介宾曰:"五脏之伤,穷必及肾。"一方面,肿瘤手术、放疗和化疗后导致机体乏力、多汗、脱发、齿松、骨髓抑制及周围神经损伤等肝肾亏虚表现;另一方面,在肿瘤的后期,多发生脏器及全身多部位转移,久病及肾。肝肾同居于下焦,内寄相火,肝藏血,肾藏精,精血同源,相互滋生和转化,肝肾亏虚或相火过亢,常相互影响,故常肝肾同治。在治疗上徐老十分重视从肝肾入手,以补肝益肾贯穿治疗的始终,临证选用枸杞子、桑椹、墨旱莲、女贞子、制何首乌、制黄精、杜仲、菟丝子、补骨脂、狗脊等中药,使血充气畅,疏泄条达。

(3)益气养阴,调和阴阳。朱丹溪提倡"阳常有余,阴常不足"之说,癌毒之性属阳易伤阴,且既病之后常接受包括手术、化疗、放疗在内的多种治疗措施,或为损伤性,或为以毒攻毒,易耗伤气血阴精,表现为疲乏无力、气短、自汗、盗汗、口干、大便溏或干结,故从总体来看,肿瘤患者的体质以气阴两虚者居多。因此,气阴两虚是恶性肿瘤患者的重要病理特点,在治疗过程中,注重益气养阴同时进行,在处方用药时有主有次,选用南沙参、北沙参、天冬、麦冬、白芍、玉竹、石斛、黄芪、太子参、党参、山药、生薏苡仁等,使阴阳气血调和,补而不滞。

(4)温清并用,平调寒热。温清并用者,适用于既有寒象,又有热象,寒热错杂的病证。肿瘤患者临床表现常错综复杂:一是老年患者,本身脏器功能衰退,兼癌肿攻伐损伤,使得机体寒热错杂;二是放疗、化疗后不良反应导致脾肾阳气受损,上焦、中焦湿热内蕴。邪热内盛与阳气虚衰本为相互影响,阳愈衰则火愈盛,火愈盛则阳愈衰,只有在清热解毒泻火的同时采用温阳补气的方法,才能收到良好的效果。故在辨证用药时适当选用白花蛇舌草、蒲公英、山慈菇等清热解毒之品,同时配伍杜仲、续断、干姜、肉桂等温脾补肾之品,使寒热协调,气归和平。

（5）扶正祛邪，消补兼施。在癌瘤的发生过程中，正气虚弱是决定肿瘤发生的根本原因，而邪气侵凌是促使肿瘤发生的外部条件。肿瘤的疾病转归与人体的正气强弱亦息息相关。邪气与人体正气的相互交争，偏盛偏衰，将最终导致疾病的消长。《医学入门》载有"先补虚，使气血旺，则积消"的治疗原则。徐老抓住"因虚致瘤"这一根本病因，临床一直倡导消补兼施，扶正为先，提倡在不伤正气的前提下消灭癌肿。扶正与祛邪，相辅相承，辨证统一，不可偏废。临证时，根据疾病的不同阶段、机体不同的病理状态而动态地对扶正与祛邪作出调整，使邪正盛衰得以纠正，阴阳失衡得以恢复，最终达到"除瘤存人"或"带瘤生存"的目的。

3. 病案举隅

患者女，85岁，因发现胃角巨大溃疡性腺癌1个月，于2013年1月18日初诊。初诊时，坐轮椅，消瘦，乏力，胃纳差，食后腹胀，时有恶心，腰以下部位寒冷，如坐冰水中，小腹作胀，小便困难，大便稀溏，夜寐差，烦躁不安，舌质暗红、苔少，脉细。因患者高龄，放弃手术，要求服中药调理。辨证：上热下寒证。处方：南沙参15g，北沙参15g，天冬12g，麦冬12g，炙黄芪15g，生地黄10g，白花蛇舌草15g，黄连4g，肉桂5g（后下），厚朴8g，枳壳10g，枸杞子15g，山药15g，制黄精15g，红景天15g，杜仲10g，续断10g，茯苓15g，酸枣仁15g，五味子6g，山萸肉10g，炒谷芽12g，炒麦芽12g，甘草3g。水煎服，每日1剂。2013年2月1日二诊，主诉腰以下寒冷有所减轻，大便基本成形，但仍日行3～5次，睡眠仍困难，小便痛苦。原方加乌药10g、菟丝子12g。水煎服，每日1剂。2013年3月1日三诊，主诉腰以下寒冷已不明显，大便成形，日行1～2次，胃纳明显好转，精神好转，能下床行走，小便已能自解，睡眠较前好转，每晚睡眠3～4小时。守方化裁继进，2个月后复诊，已能自己走进诊室，精神明显好转，胃纳可，大小便正常，睡眠正常，体重增加3kg。目前身体状况良好，仍在随诊治疗中。

【按语】本案临床表现上热下寒，虚实兼见，症情错综复杂，辨证治疗棘手，单攻恐伤正，直补恐助邪，独寒恐伤阳，唯温恐助热。此患者高龄，元阳不足、肝脾肾亏虚为其根本，兼平素饮食不节，情志不畅，致使肝郁脾虚，日久气郁湿滞而生热，最终形成寒热虚实夹杂的复杂证候。治宜调和肝脾、寒热并用、升降配合、正邪兼顾。方中以黄连清上热，生地黄清热养阴，肉桂、杜仲、续断温下寒，黄连、肉桂相伍，可交通心肾、清火安神，配合南沙参、北沙参、天冬、麦冬、黄芪、枸杞子、山药、制黄精等益气养阴、补肝益肾，厚朴、枳壳宽中理气，酸枣仁、山萸肉、五味子酸甘收敛，以防理气温阳药的辛散，白花蛇舌草清热解毒，抑制肿瘤的生长。诸药配伍，攻补兼施，寒温并调，药性平和，作用和缓，最终使阴阳调和，水火交济，则诸证好转。

（三）徐荷芬从"心身同病"角度治疗肿瘤的学术思想

徐荷芬教授是江苏省首届国医名师，是全国较早的"西学中"人员，曾师从孟河医派张泽生等名医，崇张仲景、朱丹溪等学说，中西汇通，通过60余年的临床实践，对中医肿瘤理论进行了不断的完善和创新，形成了独特的肿瘤诊治体系。在此，初步总结从"心身同病"角度治疗肿瘤的临证思路。

1. 从"心身同病"调治肿瘤理论渊薮

《黄帝内经·灵枢·五变》记载："内伤于忧怒，……而积聚成矣。"张介宾在《类经·针刺论》中指出："形者身之本，神者形之用，无神则形不可治，无形则神无以生。"人是形神相依、身心相关的统一体，形神合一论是中医心身思想的集中体现和核心内容，身心关系的本质就是形神关系，即肉体和精神的关系，以五脏六腑间的整体协同为基础，同时人体脏腑的功能活动及气血的营运，受心神的主宰。

徐荷芬教授指出，现代社会中，人们普遍面临社会中各种压力和激烈竞争，易造成心理不平衡和紧张心理，继而产生心理障碍或心理疾病。几乎所有肿瘤患者都会遭受不同程度的心理痛苦，可能出现在疾病的任何阶段（患病前、疾病治疗过程中及后期的肿瘤恢复期），并与肿瘤确诊、疾病状况和肿瘤治疗等密切相关。心理痛苦常见的症状包括对未来的烦恼，对疾病的担心，对失去健康的悲伤，对生活失控的恼怒，睡眠失调，食欲不振，精神不佳，常想到患病、死亡、治疗及其不良反应，社会角色困扰（如母亲、父亲）等。中、重度心理痛苦患者可出现能够使患者丧失能力的问题，如抑郁、焦虑、恐慌、社交孤立、存在精神危机等。许多患者在确诊时或治疗过程中会遭遇这些问题，甚至会持续到治疗结束后的很长一段时间。

如某些轻微的躯体症状常被患者误解为肿瘤复发的信号，并引起担心和焦虑。

《黄帝内经·素问·阴阳应象大论》云："人有五脏化五气，以生喜怒悲忧恐。"五脏藏精，精化为气，气的运动应答外界环境而产生情志活动。徐荷芬教授认为，正常的情志活动，是人体脏腑生理和精神活动对内外环境变化产生的情志反应，一般不会使人致病。突然、强烈或长期持久的情志刺激超过了人体本身正常的生理和心理适应能力，损伤机体脏腑精气，会导致功能失调和疾病的发生。

《黄帝内经·素问·举痛论》云："百病生于气也，怒则气上，喜则气缓，悲则气消，恐则气下……惊则气乱……思则气结。"肝为刚脏，主疏泄，其气主动主升，体阴而用阳，肝在志为怒，怒可使气血逆乱，阳气升发太过，耗伤阴血，并可横逆犯脾，肝脾不和。脾在志为思，思虑过度，所思不遂，脾失健运，气血生化乏源，痰湿内生。肺在志为忧，悲则气消，忧愁过度易于伤肺，损耗人体之气，气虚则通调水道功能失常，酿生痰浊。肾在志为恐，恐则伤肾，肾主封藏，元阴元阳之所，肾气虚则封藏失固，元阴元阳受损。

徐荷芬教授强调，情志失调长期作用于身体，必然导致机体五脏六腑功能的失衡，气血津液不归正化，酿生痰、湿、瘀等病理产物，蕴结日久，恶变为癌毒而发为肿瘤。同样，肿瘤的治疗和康复从根本上有赖于痰、湿、瘀等邪毒的祛除，脏腑功能的恢复。情志条畅，有助于心气心血顺畅，肝气调达，脾升胃降，肺气充盈，水道通调，肾之封藏元阴元阳恢复，从而使气血阴阳失衡得以纠正和逆转，促使癌毒能"改邪归正"，逐渐恢复机体阴平阳秘的健康状态。

现代研究证实，精神心理刺激通过下丘脑—网状结构—大脑边缘系统起作用，通过内分泌系统，进而影响免疫系统功能，使机体的抵抗力下降，以神经—内分泌—免疫网络为中介，最终转变为病理因素，引起各种心身疾病。因此，徐荷芬教授在肿瘤治疗中尤其重视情志因素，认为"心身同病"是肿瘤发生、发展、治疗效果及预后的重要因素，对肿瘤患者有着重要的影响。

2. 治疗肿瘤"心身同治"法

徐荷芬教授在治疗肿瘤中，强调形神兼养，以协调心身关系。养形，是指摄养调整人体的脏腑、肢体、五官九窍及精气血津液等；养神，是指调摄人的精神情志活动。总的原则是"形宜动，神宜静"。

（1）怡情养神。

1）正向引导，调节心理。徐荷芬教授在诊疗过程中，特别注重了解每名患者的具体细节，包括人格心理特征、认知能力、生活经历、认知水平等情况，抓住症结所在，面对面予以心理疏导、调畅情志为先，从心入手，通过细心聆听、肯定、鼓励，如和风细雨，给患者以温暖和信心，消除他们的焦虑和对疾病绝望和恐惧的消极认知，特别强调给予正面引导，保持其心理的放松和精神的愉悦，增强其战胜疾病的勇气和坚定的信念，使其重燃生存的希望。同时，徐荷芬教授还认识到，对于癌症患者的心理干预也要以家庭为背景，将整个患者家庭作为心理治疗单位，为每个家庭成员提供支持，从而有效缓解患者存在的问题。

2）吐纳导引，动静相宜。通过吐故纳新配合动作行气导引，旨在通过呼吸过程的调整，慢慢地达到"心静神安"状态，使机体经络畅通，阴阳平衡，消除病痛，保持健康。徐荷芬教授根据患者不同的体质状况，结合辨证，建议和指导患者选择打太极拳等动静结合的吐纳导引法，调畅情志，激发和调动患者机体神经系统、内分泌系统和消化系统等全身各个脏器固有的潜力，来共同修复机体组织结构的损伤，增强免疫力，促进机体自治能力的恢复。早在1988年，徐荷芬教授出版了专著《气功养生学》，探讨了医用气功学的方法和功效。指出气功是一种主动性身心锻炼，让患者直面自身的病症，针对气机失调的病因，通过调身、调息、调神等手段，充分调动并调整自身生命活力，进行自我调节、自我修复、自我治疗，激发自身所具有的抗病愈病潜能，从而对机体产生深刻的生理心理康复效应，达到防病祛疾的功效。

3）群体康复，互相激励。群体疗法是指通过群体成员间的相互影响进行心理治疗的方法。徐荷芬教授鼓励患者积极参加当地的癌友协会，并经常亲临现场。主张以癌友协会为中介，使患者在共同活动的过程中，改善人际关系，发展个人社会化的能力；彼此进行交流、交往，抒发情感，相互安慰，相互学习，相互鼓励，相互帮助；传递有关治疗的积极信息，并利用患者间的成功案例，鼓舞患者对治疗充满希望和信心；让每一例患者享受到大家庭的温暖；群体中患者可以通过群体暗示来引起行为或观点的变化。

（2）调身养形。徐荷芬教授在治疗肿瘤过程中，以人为本，结合自然、社会环境的变化因素,在养神的基础上,发挥中医中药的特色,针对肿瘤的复杂病理特点,在调治脏腑的虚实、气血的盈亏等方面积累了独特的治疗经验,从而达到心身同治的目的,使患者能够延长生存期,提高生活质量。

1)损盈补虚,和法论治。《黄帝内经·素问·生气通天论》指出:"凡阴阳之要,阳密乃固。两者不和,若春无秋,若冬无夏,因而和之,是谓圣度。"又谓:"是以圣人陈阴阳,筋脉和同,骨髓坚固,气血皆从。如是,则内外调和,邪不能害。"在此之谓"和",指调和阴阳之法,也就是要调和机体内的差异和不平衡。徐荷芬教授通过长期的临床实践,结合恶性肿瘤独特的临床表现,总结出"和法论治、燮理阴阳"这一肿瘤治疗新观点。

徐荷芬教授提出的"和法",将多种矛盾、对立、相持突出的症情,运用药性的四气五味、性味归经等,损盈补虚,把握疾病的动态失衡节点,合理调度,兼顾全面。徐荷芬教授的遣方用药,具有质平性缓的特点,少用克伐及毒性猛烈之品。徐荷芬教授认为,肿瘤的中医治疗是一个较为漫长的过程,肿瘤患者大多经历过手术、放疗、化疗等创伤性大的治疗过程,尤其是中、晚期患者,多体质虚损,脏腑功能受损,不耐大寒大热药物的长期冲击,故主张以"平缓"取效,循序渐进,使失衡的气血阴阳、脏腑虚实渐趋平衡,最终使天人和、形神和、气血和、脏腑和。

祛邪散结法。徐荷芬教授在临床处方时,针对患者肿块质地较坚、伴疼痛、脾胃功能尚健的情况,往往选择2~4味清热解毒药,药量也根据患者的体质情况调整变化。常用中药有仙鹤草、白花蛇舌草、蒲公英、山慈菇、僵蚕、土鳖虫、石打穿、猫爪草、蜂房、半枝莲、急性子等。但这类药物大多性味苦寒,部分虫类药有一定的毒性。有些医者习惯大剂量、长期给患者服用,使得患者脾胃受损,惧怕服用中药,严重增加了心理负担。即使病情需要选用攻伐猛烈之品,也习用自拟验方消瘤丸,以黄芪、白芍、斑蝥、全蝎、蜈蚣、露蜂房、白花蛇舌草等20多味中药配制而成,具有破瘀攻毒、软坚消积,兼以补虚扶正之功效,同时遵循叶氏的"欲其缓化,则用丸药,取丸以缓之之意"。既于攻逐之法中求稳求缓,又以丸剂克制虫类药物的峻猛之性,由此相反相乘。在运用上遵《黄帝内经》"大毒治病,衰其大半而止"的原则,一般对正在接受手术、放疗和化疗者不用,以免更伤其正;对失去手术、放疗和化疗机会而正气尚盛、能耐受攻伐者则与扶正之剂一并使用,

第二章 徐荷芬经验精粹

攻补兼施。临床使用多年，患者心理接受度高，疗效满意，且无明显不良反应。

益气养阴法。徐荷芬教授认为，由于先天的生理自然过程和后天的情志劳欲之伤，人体在中年以后即步入一个阴精逐渐衰竭的过程，元代补阴派大家朱丹溪提倡"阳常有余，阴常不足"之说，实即本因于此。而恶性肿瘤患者大多数为中老年人，既病之后又常接受包括手术、化疗、放疗在内的多种治疗措施，这些治疗措施或为损伤性，或为以毒攻毒之法，难免不损伤气血阴精，而气血损伤尚易于恢复，阴精受损则难以纠正，加之癌毒之性属阳亦易于损伤人体阴液，故而从总体来看，癌肿患者的体质以气阴两伤者居多。这里需要特别指出的是，患者的阴亏表现常是一种潜在的状态，即不一定见有显著的阴亏症状，如舌红少苔、低热形瘦、脉细等症，而延长四诊则可能在机体内环境如免疫功能方面表现出某种紊乱，如细胞免疫功能低下或抑癌基因消失等。

正是基于这些认识，治疗上徐荷芬教授重视益气养阴，涉及脏腑以脾、胃、肝、肾为主。常用中药有南沙参、北沙参、白术、白芍、枸杞子、黄芪、太子参、茯苓、女贞子、天冬、麦冬、制黄精、玉竹、桑椹、怀山药等。徐荷芬教授强调，以养阴益气的方法作为扶正的基本方法，并不是抛弃传统的辨证论治，只有这样，才能抓住疾病的本质。这是由于癌肿患者的治疗非朝夕可以收功，故而不可因同时存在的次要矛盾而舍弃基本矛盾，尤其是对于那些处于潜症状态，自觉症状不明显者，更应如此。

温阳补气法。徐荷芬教授针对素体阳虚患者，特别是部分老年患者，本身脏器功能衰退，兼放、化疗后不良反应的影响，心、脾、肾阳气受损明显，临床表现为面色㿠白、畏寒、精神萎靡、大便溏泻、小便清长等症，同时可伴有上焦、中焦湿热内蕴，或虚阳上浮等寒热错杂症。邪热内盛与阳气虚衰本为相互影响，阳愈衰则火愈盛，火愈盛则阳愈衰，形成了恶性循环，只有在清热解毒泻火的同时，采用温阳补气的方法，综合施之以温下清上之法。徐荷芬教授在辨证用药时适当选用白花蛇舌草、蒲公英、黄连、黄柏等清热燥湿解毒之品，同时又选配杜仲、续断、干姜、肉桂等温脾补肾之品，使寒热协调，气归和平。

2）和陈五脏，燮理阴阳。徐荷芬教授认为，人体的情志活动是脏腑功能活动的外在表现，七情内伤，以气机失调为主，以伤五脏，而成病也。肿瘤细胞本是人体自身的细胞变化而来，具有无限制地生长增殖的特性，此种转变，引发局部的气机升降失常，由病初的无形之伤，进一步发展导致精、血、津液不能正常化生，酿生痰、湿、瘀、毒等病理产物，形成有形之肿物，若不能及时祛除这些病理产物，恢复局部正常的气机功能，必然出现恶性循环，终使肿瘤病灶成胶着之势。人体气化作用的升降出入过程是通过脏腑的功能活动而实现的。徐荷芬教授在临床诊治中，运用六经辨证、脏腑辨证、三焦辨证等理论，结合脏腑的归属，认清疾病的主要矛盾，顺应脏腑的各自特性加以协调矫正，逐渐恢复气机的升降出入功能。

养心调神，主脉生血。《黄帝内经·灵枢·邪客》曰："心者，五脏六腑之大主也，精神之所舍也。"心在整个人体心身活动中为"君主之官"，心之功能主要体现在心主血脉、心主神志两方面。徐荷芬教授认为，肿瘤患者在疾病过程中，或因为情志不畅本身原因，或因为肿瘤治疗中的耗损，且两者常互为因果，导致心气心血的虚损，出现胸闷、气短、心悸、失眠、多梦、心烦不安等症。因此，在临证时，徐荷芬教授除了重视面对面直接心理疏导，放松和解除患者的紧张、焦虑等不良情绪外，在处方用药中，习用太子参、黄芪、桂枝、薤白、阿胶、麦冬、丹参、川芎等补心气、通心阳、滋心阴、活心血，酸枣仁、远志、龙眼肉等养心安神，生龙骨、生牡蛎等重镇安神，使心气心阳充足，心血充盈，脉道通利，气血运行通畅，君明臣贤，五脏六腑气机和顺，情志调畅。

疏利条达，柔肝降逆。肝为"将军之官，罢极之本"，阴尽阳生之关键，体阴而用阳。"凡脏腑十二经之气化，皆必籍肝胆之气化以鼓舞之，始能调畅而不病。"肝主疏泄，其功能正常，则气血调畅、经络通利，脏腑组织的活动也得以正常协调。尤其在调节情志方面，心肝相互为用，共同维持正常的精神情志活动。徐荷芬教授在临证中，强调柔肝降逆的重要性，习惯疏肝健脾，理气和胃兼顾，使脾胃健运，升降相宜。习用八月札、佛手、香橼配白芍、当归芳香行气、柔肝健脾，枳实、厚朴、黄连、竹茹等降胃利胆，从而使肝平脾健，开合正常，升降有序。同时，肝肾同居于下焦，内寄相火，肝藏血，肾藏精，精血同源，相互滋生和转化，肝肾亏虚或相火过亢，常相互影响，故在治疗上徐荷芬教授十分重视从肝肾入手，将补肝益肾贯穿治疗的始终，选用白芍、枸杞子、何首乌、制黄精、五味子、红枣、垂盆草、郁金等中药，使血充气畅，疏泄条达。

健中助运，升清降浊。脾为后天之本，气血生化之源，为五行之主，升降之枢。脾胃的功能有二：坤厚载物，万物资生。徐荷芬教授指出，人思虑过度、所思不遂，可直接导致不思饮食、腹胀嗳气等症；加上肿瘤患者经过手术及化疗、放疗等治疗，均可影响脾胃的健运功能，出现面色少华、气短乏力、食欲下降、恶心呕吐、腹胀、腹泻、腹痛等症。徐荷芬教授强调在治疗肿瘤的过程中，当时刻维护患者后天之本，使患者能进水谷，"有胃气则生"。在选方用药中，徐荷芬教授尤其注重强调脾升胃降的特性，习用党参、黄芪、白术、山药、砂仁、茯苓等益气健脾，用焦楂曲、鸡内金、炒谷芽、炒麦芽等消食导滞，同时配合半夏、厚朴、黄连等药降气和胃，消补兼施，升清降浊，恢复中焦脾土之功。另外，《黄帝内经·素问·刺法论》曰："脾为谏议之官，知周出焉。"是谓脾具有协同心之君主之官治理天下之责。徐荷芬教授指出，如果机体出现坏病、恶病，绝非一朝一夕之故，其所由来者渐，机体没能及时识别、及早发现，没能及时予以处理纠正，是否正是"谏议之官"失去作用的缘故呢？现代医学将恶性肿瘤发病的机制归结为免疫问题，其中的"免疫监视"环节和"谏议之官"作用极其相似。另外，对人类肠道菌群与免疫应答之间的关系研究方兴未艾。徐荷芬教授认为，恢复和保护脾胃的健运功能，有助于提高机体的免疫功能，以及解决肿瘤的发生、发展及复发的难题。相关的问题值得进一步思考和研究。

涵养先天，煦养诸脏。《黄帝内经·素问·六节藏象论》曰："肾者，主蛰，封藏之本，精之处也。"肾为脏腑阴阳之本，生命之源，为"先天之本"，温煦涵养诸脏，统调人身之阴阳。恶性肿瘤的特殊性，预示着疾病已经发展至机体阴阳平衡失调的危重状态，虽然部分患者临床表现并无特殊，甚至是毫无症状，但正是由于机体的脏腑功能失调，无法正常发挥功能，无法及时发现和纠正机体的异常，所以徐荷芬教授治病强调追根溯源，十分注重顾护肾脏，使肾精肾气充足，则真气充盛，形体健壮。徐荷芬教授处方用药中常包含枸杞子、制黄精、旱莲草、女贞子、何首乌、杜仲、川断、菟丝子、补骨脂、狗脊等中药。使失衡之阴阳徐徐图之，缓缓纠正，力量之均衡才能安全达成。

益气润肺，宣降有节。《医门法律·肺痈肺痿门》曰："肺气清肃则周身之气莫不服从而顺行。"肺主一身之气，贯通百脉，调节全身气机，助心行血，通调水道。徐荷芬教授强调，肺为娇脏，易受外邪侵袭，在放、化疗过程中易受损。故在临证时，强调维护肺气的宣发和肃降，当以顾护肺气肺阴为要，习用党参、黄芪、南沙参、北沙参、天冬、麦冬、百合、制黄精等中药滋阴养肺，使肺主宣降，气顺，津液输布正常。

3. 总结

徐荷芬教授从"心身同病"角度探讨了治疗恶性肿瘤的独特学术思想，强调了情志因素在肿瘤发生、发展、治疗效果及预后的重要作用；总结了养神、养身相互作用、相互影响的内在关系；强调医生、患者自身以及社会群体三方面在患者治疗和康复过程中发挥的不可或缺的作用；总结了在调身养形中以"和法"论治肿瘤的学术特点，用药质平性缓，少用苦寒及毒性猛烈之品，在扶正上强调益气养阴与温阳的不同侧重点，在清热解毒、祛邪散结中需关注于攻逐之法中但求稳求缓，不可贪攻妄进；在肿瘤的全程治疗中，徐荷芬教授尤其强调顺应脏腑的各自特性，针对肿瘤的主要矛盾，以恢复机体的气机升降出入功能为要。徐荷芬教授在60多年的临床一线诊疗工作中，透过恶性肿瘤复杂的征象表现，抽丝剥茧，把握疾病深层次的本质，拓展了现代中医肿瘤诊疗思路。尤其近二十年来，徐荷芬教授团队开展了对其学术思想、诊疗经验的系统总结和传承，系统整理和提炼其对恶性肿瘤病因病机的认识，拓宽了其辨证论治的视野，具体表现在"理—法—方—药"等临床关键问题进行了一系列源头创新，并取得了较好的临床疗效。

（四）徐荷芬以"滋阴"为核心论治乳腺癌的经验

徐老从事肿瘤临床工作与相关研究数十载，经验颇丰，用药自成一派，疗效卓越。乳腺癌在中国是发病率最高的女性恶性肿瘤，现已成为威胁女性健康的主要危险因素之一。乳腺癌通常可通过手术、化疗、放疗、免疫疗法等改善症状，但常需反复进行治疗，所带来的不良反应等明显影响了患者的生活质量。徐老在治疗乳腺癌方面有其独到的见解。

1. 基本病机

乳腺癌在中医古籍中被称为"乳岩"。《妇人大全良方》云："若初起，内结小核，或如鳖、棋子，不赤不痛。积之岁月渐大，岿岩崩破如熟石榴，或内溃深洞……名曰乳岩。"其对乳腺癌的临床表现进行了描述。《仁斋直指方》指出"癌者，上高下深，岩穴之状……毒根深藏，穿孔透里，男则多发于腹，妇则多发于乳"，阐明了女性癌邪多发于乳。

徐荷芬教授认为，乳腺癌患者临床常采用手术及化疗等手段进行治疗，常会耗伤阴液，正气大伤，故主要病机是以阴虚为主，兼有正虚。同时，徐老也强调乳腺癌主要责于肺、胃，中医理论提出"肺主忧""肺与乳汁的排出密切相关"，妇人情绪较易波动，常焦虑悲伤，损伤肺系，肺的宣发肃降功能失调则致气血津液无法正常输布于全身，乳汁排出不畅，久则气滞血瘀，化火伤阴，虚火炼津为痰，痰瘀互结，阻于乳络，逐渐形成积聚；而胃主通降，胃失和降则会影响气机升降，易致津液内停化痰，血液阻滞化瘀，痰瘀交阻于乳络，久则伤阴，凝炼成岩。近代医家对乳腺癌的病机也有所阐述，王玉章提出乳房属阳明胃经，乳岩故多责于胃经，脾胃失调则痰邪壅滞，日久聚成岩。叶天士《临证指南医案》也提到"女子以肝为先天"，强调了肝与女性的密切关系。乳腺癌患者病程较长，预后较差，常病久及肾，损伤肾阴，故治疗时也应兼顾肝肾之阴。

2. 治疗特色

（1）用药专，药效彰。徐老提出，乳腺癌的治疗应顺应其病机，以滋补肺胃之阴为主，辅以中药补肝肾之阴，兼以扶正解毒，方可彰显疗效。故用药时常用滋补肺胃之阴之药，例如玄参归肺、胃经，有凉血滋阴、泻火解毒之功；制黄精入肺、脾、肾经，有补气、养阴润肺、健脾益肾的作用；石斛益胃生津，滋阴清热，肺胃之阴得以濡养，则津液输布调畅，乳络自通。另外，治疗可配伍少许补养肝肾之阴的药物，如女贞子入肝、肾经，能补益肝肾，滋阴养血；杜仲有滋补肝肾之效，可于阳中求阴，肝肾阴血得以滋养，则正气自复，有利于乳腺癌患者的恢复。

在临床用药时，徐老擅长运用药对，让药物发挥最大的功效，充分体现了药简力专效宏。药对通常是指将相对固定的2味中药配伍运用，是中医临床方剂配伍运用的最基本形式。乳腺癌的治疗中，徐老常用南沙参与北沙参这一药对，南沙参和北沙参皆归肺、胃经，二药相伍，共奏滋阴润肺、益胃生津之效，常用于治疗乳腺癌化疗后呕吐；天冬、麦冬亦是徐老常用药对，天冬入肺、肾经，养阴清热，润肺益肾，麦冬入肺、胃经，润肺止咳生津，同时现代药理也证明，天冬、麦冬有镇咳化痰、抑制癌细胞增殖的作用，善治乳腺癌化疗后咳嗽。合理的药对在方剂中的灵活运用，可增强药效，直达病所。

（2）创拟新方，通权达变。徐老紧扣基本病机，总结古代各家思想，结合多年治疗乳腺癌的临床经验，创制了乳腺癌治疗的滋阴解毒方：南沙参15g，北沙参15g，川石斛12g，生黄芪15g，天冬12g，麦冬12g，玄参12g，怀山药15g，制黄精15g，炒白术12g，蒲公英15g，仙鹤草15g，白花蛇舌草15g，枸杞子15g，桑椹15g，红景天12g，女贞子12g，山茱萸10g，生甘草3g。南沙参、北沙参、川石斛、天冬、麦冬滋养肺胃之阴，生津润燥；生黄芪益气固表扶正；仙鹤草、白花蛇舌草、蒲公英清热解毒，现代医学研究证实，仙鹤草、白花蛇舌草具有抑制肿瘤生长的作用；炒白术、怀山药固护胃气，培补后天之本；制黄精既能滋补肺胃，又能补气健脾；枸杞子、桑椹、女贞子、山茱萸滋补肝肾，滋阴养血，调理冲任；红景天益气活血；生甘草调和诸药，清补兼顾。全方滋阴清热，扶正解毒，同时能兼顾濡养癌病患者之胃气。徐老多年斟酌运用，在临床上收效颇丰，患者得益于此方，生存时间及生活质量得到明显提高。

徐老在临床实践中也常强调需随证治之，不可固执套用方药，需根据患者的临床症状、舌苔脉象加减方药。若患者失眠盗汗，虚烦燥扰，可加用酸枣仁、五味子、当归；若患者情志抑郁，忧思太过，可加用郁金、柴胡；若患者化、放疗后食欲不佳，纳呆腹胀，可加用炒谷芽、炒麦芽、炒神曲、佩兰。

3. 病案举隅

患者女，53岁，2016年10月24日初诊。主诉：右乳腺癌术后5个月，化疗8次，放疗进行中。患者于2016年5月19日在江苏省人民医院在全身麻醉下行右乳腺癌保乳根治术，术后病理示：右乳浸润性导管癌，Ⅱ、Ⅲ级，肿块大小1.5cm×1.0cm×1.0cm，切缘(-)，腋窝淋巴结转移(2/20)。免疫组化示：ER(-+)、PR(-)、Her-2(++)、p53(-)、CK5/6(-)、PCNA(+)、TS(-)、TOP-2约20%(+)、Ki-67 20%~30%(+)、survivin(+/-)。FISH检查示：Her-2基因无扩增，术后运用EC方案4个疗程、紫杉醇注射液4个疗程，2周内密集化疗8次。于2016年9月6日结束。放疗于2016年5月20日开始，将于2016年10月29日结束，共放疗30次，并口服三苯氧胺。2016年10月13日于江苏省肿瘤医院查肿瘤指标：CEA 4.14mg/mL、CA125 14.94U/mL、CA153 10.06U/mL。患者目前头晕目眩，稍有口干，手足发麻，双腿酸软，纳食可，夜寐可，二便可。舌暗红、苔白厚，脉弦细。辨证：阴虚风动，正气亏损。治法：滋阴息风，扶正解毒。方用滋阴解毒方加减，处方：南沙参10g，北沙参10g，苍术10g，白术10g，仙鹤草15g，白花蛇舌草15g，蒲公英15g，天冬10g，麦冬10g，生薏苡仁20g，枸杞子15g，桑椹15g，怀山药15g，制黄精15g，玄参12g，钩藤10g，僵蚕10g，红景天12g，炒杜仲15g，女贞子12g，炒谷芽12g，炒麦芽12g，生甘草3g。14剂，水煎服，每日1剂，早、晚温服。

2017年2月15日二诊：患者目前咳嗽咽痒，白天咳重，无发热，无鼻塞流涕，余无特殊不适，饮食尚可，睡眠欠佳，二便正常。现仍服三苯氧胺治疗。舌红，苔薄白，脉弦数。患者手足发麻及双腿酸软症状缓解，故风邪已祛，阴液得以濡润。目前咳嗽咽痒，肺失宣肃，原方去僵蚕、钩藤、苍术，加川石斛12g、金荞麦20g、杏仁12g、浙贝母20g，以滋阴清热、生津止咳。14剂，煎服法同上。后患者坚持煎服滋阴解毒方2年余，期间定期复查血常规、血生化、肿瘤指标、乳腺彩超及相关影像学检查未见明显异常。

2019年3月20日三诊：患者目前一般情况可，食欲尚可，睡眠可，大便日行1次。舌红，苔微腻，脉滑数。患者苔微腻，脉滑，可知目前患者水湿停聚于内，在滋阴解毒方的基础上加用猪苓15g、茯苓15g、佩兰10g、苍术10g，以健脾行气、利水祛湿。同时嘱患者调畅情志，适当锻炼。后舌苔由腻转薄，续服滋阴解毒方、目前病情平稳。

【按语】患者症见头晕目眩，口干，手足发麻，双腿酸软，结合舌暗红，苔白厚，脉弦细，可知患者阴虚动风。又因乳腺癌手术、化疗及放疗后，大量耗伤正气，正虚邪盛，故当滋阴息风，同时扶正解毒。二诊时患者症状明显好转，复感外邪，肺失宣肃，出现咳嗽咽痒症状，故去僵蚕、钩藤、苍术，加川石斛、金荞麦、杏仁、浙贝母以滋阴清热、生津止咳。三诊时患者情况可，舌苔稍腻，故于基础方中加入猪苓、茯苓、佩兰、苍术行气利水祛湿。整个诊疗过程中，徐老都将"滋阴"的治法贯穿其中，注重正气及胃气的调护，再配合情志调理及患者的身体锻炼，故可获此良效。

4. 总结

现今，乳腺癌发病率逐年升高，成为威胁女性健康的一个重要因素。现代医学的治疗方法常会带来很多的不良反应，严重影响患者的生活质量。因此，在乳腺癌的治疗中，运用中医疗法，可以突出中医优势，提高疗效，使患者受益更多。徐老在临床辛勤钻研数十载，勤于实践，对乳腺癌治疗的见解深刻独到，遣药用方融会贯通，疗效显著。徐老指出，人与疾病是一个有机的整体，因此乳腺癌也应从人体的整体去辨证，审证求因，从根源治之，方能见其疗效。乳腺癌的疾病根源在于"阴虚"，应以"滋阴"为核心，并随证灵活化裁加减，才能彰其药效。此外，癌症患者多易自暴自弃，产生负面情绪，积极地鼓励与安慰，能帮助患者树立信心，积极配合治疗，良好的情绪有助于乳腺癌的治疗与康复。

（五）徐荷芬从气阴论治非小细胞肺癌经验撷菁

原发性支气管肺癌是现阶段最为常见的一种恶性肿瘤，其发病率及病死率日趋攀升。根据一项全球肺部恶性肿瘤的调查统计数据，非小细胞肺癌（NSCLC）约占肺癌的 85%，其中超过 65% 的患者已是局部晚期或转移阶段。随着现代医学技术的不断发展，以中医学为代表的多个学科理论交叉渗透，中医药防治肿瘤研究逐渐深入，疗效日益显现。徐荷芬教授致力于肿瘤科研与临床工作数十载，学验俱丰，德艺双馨，现简要阐述徐老从气阴论治非小细胞肺癌的经验。

1. 临证抓病机，治瘤创新方

中医古籍中虽无明确记载"非小细胞肺癌"这一病名，却有大量类似肺癌临床表现的肺部疾病症状描述，可归于中医学"肺积""肺壅"等范畴。《难经》言："肺之积，名曰息贲……令人洒淅寒热、咳嗽、发肺壅。"《黄帝内经·灵枢》言："壮人无积，虚则有之。"

NSCLC 患者一经发现，大多已错失最佳手术机会。徐老认为，临证尤其要抓住"气阴两虚，邪盛正衰"这一主要病机。因患者气阴失衡、脏腑失和、枢机不利、运化不调等导致气滞痰阻、血停成瘀、渐成癌毒，正邪相争，正不胜邪而成邪始胜正渐衰之局；又因"肺为娇脏"，肿瘤异常增生，耗损机体正气，销铄精血津液，且在放疗、化疗、免疫治疗后严重耗损气阴，致正气已不足，癌毒尚未祛之窘境，最后至难以回复之险巇。

中医古籍的瀚海长河里闪烁着各家名方，这其中，徐老十分推崇汉代张仲景《伤寒杂病论》中的麦冬汤及清代郑纪元《重楼玉钥》中的养阴清肺汤。麦冬汤原方由麦冬、人参、粳米、半夏、大枣、甘草组成，共奏滋阴降逆、补养肺胃之功，可用于肺胃阴亏者；养阴清肺汤原方由麦冬、生地黄、玄参、贝母、丹皮、薄荷、白芍、甘草组成，共奏养阴清肺、解毒利咽之效，为白喉肺肾阴虚证专方。

勤求古训，博集医源，基于对古籍中经典理论的思考，联系现代医学对 NSCLC 的认识，徐老在耄耋之年仍锐意进取，创制出养阴补肺解毒方。方用：南沙参 15g、北沙参 15g、川石斛 12g、麦冬 12g、生黄芪 15g、炒白术 12g、仙鹤草 15g、白花蛇舌草 15g、金荞麦 20g、苦杏仁 10g、浙贝母 12g、枸杞子 15g、怀山药 15g、制黄精 15g、红景天 15g、炒谷芽 12g、炒麦芽 12g、生甘草 3g。方中南沙参、北沙参、川石斛、麦冬、枸杞子入肺、肾二脏，滋补肺肾之阴，生黄芪益气生津、扶正固本，仙鹤草、红景天、白花蛇舌草清热解毒，金荞麦、苦杏仁、浙贝母化痰软坚，炒白术、炒谷芽、炒麦芽、怀山药、制黄精调理脾胃、顾护后天之本，生甘草清补兼施，调和药性。全方益气养阴，扶正兼顾解毒，祛邪不忘护胃，经多年临床验证，疗效显著，回访未闻患者明显不良反应之主诉。

2. 治法不囿常，角药效益彰

徐老认为，治疗 NSCLC 应以"益气养阴、扶正祛邪"为根本治则，NSCLC 因虚发病，因虚致实，益气养阴方能补虚，从而达到扶正祛邪之目的。然而，临证患者病情复杂，非气阴两虚之唯一见证，患者往往表现为正气亏损、阴阳失调的正虚症状，兼有热毒、血瘀、痰浊等为特点的邪实症状。如清代医家沈金鳌尊生老人在内科著作《杂病源流犀烛》中言："邪积胸中，阻塞气道，气不宣通，为痰，为食，为血，皆得与正相搏，邪既胜，正不得而制之，遂结成行而有块。"徐老常将"观其脉证，知犯何逆，随证治之"作为临证心悟，针对患者热毒、血瘀、痰浊等为特点的邪实症状，灵活运用清热解毒、活血消瘀、化痰散结等祛邪治法，圆机活法，随证治之，可谓师古而不囿，法今而不俗。

针对不同治疗时期的 NSCLC 患者，徐老制方亦有化裁。在辅助治疗期（手术、放疗、化疗期间），以补益气阴为主，解毒攻邪之品宜少用，常以参术剂配合贞芪扶正胶囊服用，以增强患者抵抗力；在维持治疗期（手术及放、化疗后），于增强免疫力的同时，为防止复发转移，适当增加活血消瘀、化痰散结类药物比例，常以蜀羊泉、瘪桃干等配合院内制剂消瘤胶囊祛邪解毒；在姑息治疗期（无法手术、放疗及化疗的晚期NSCLC），仔细观察脉证，及时对症处理，治疗原则遵循"虚则补之，实则泻之"，同时注重心理疗法，鼓励患者通过调理作息、功法锻炼等增强病愈信心。

角药是在中医基础理论指导下，将3种存在相须相畏、相反相成或协同相辅功效的伍用臻善的中药联合成组，临证发微，力专效宏。徐老制方中擅长运用角药，特色鲜明，临证强调角药运用重在辨证，如南沙参、北沙参、川石斛，南沙参、北沙参同归肺、胃经，养阴清肺、益胃生津，川石斛亦归胃经，强阴力宏，徐老常将三药配伍，肺胃二阴并补，治疗NSCLC患者放、化疗后全身不同部位皮疹之见症；金荞麦、苦杏仁、浙贝母亦为徐老常用角药，徐老结合现代药理研究认为，金荞麦可明显防止癌细胞发生转移，苦杏仁、浙贝母可开宣肺气，上述三药治疗NSCLC咳嗽咳痰无力之阴虚肺热证尤为适用。初初略观，角药药组实短小，癌病病机亦复杂，然细微揣摩，假以执简驭繁、灵活组合，方能纲举目张、直达病所。

3. 病案举隅

患者男，48岁，2015年6月8日初诊。主诉：确诊肺腺癌10日。患者因反复双膝关节、踝关节肿痛，全身皮疹伴瘙痒，曾在江苏省人民医院风湿免疫科住院治疗，住院期间进行胸部CT检查示：右肺下叶肿块。肿瘤标志物：癌胚抗原（CEA）9.0ng/mL。2015年5月22日肺穿刺，病理示：肺腺癌，ALK（-）。EGFR基因检测未做。2015年5月30日开始予"培美曲塞＋卡铂"方案化疗1个疗程，化疗过程顺利。刻下：神清，精神不振，易感疲倦，咳嗽少作，咳痰无力，痰少色黄，无胸闷头晕，全身皮疹已消退，双膝、踝关节肿痛减轻，食纳一般，夜寐尚可，小便调，大便未解，成形，舌暗红，少苔，边有紫气，脉细数。既往有"冠脉支架植入术"史。辨证：气阴两虚，瘀热互结。治法：益气补肺，养阴扶正，兼清瘀热。拟方养阴补肺汤加减，处方：南沙参10g，北沙参10g，川石斛12g，天冬10g，仙鹤草15g，金荞麦20g，苦杏仁12g，浙贝母10g，白花蛇舌草15g，桑椹15g，枸杞子15g，猫爪草20g，怀山药15g，桑白皮15g，制黄精15g，红景天12g，桑枝15g。10剂。水煎服，每日1剂，早、晚温服。

2015年10月20日二诊：患者诉服用上方后疲倦无力好转，双膝、踝关节无明显肿痛不适，目前咳少量黄痰，食纳一般，二便调，夜眠安，舌红，少苔，脉滑数。2015年10月16日江苏省人民医院复查血常规、肝功能9项、肾功能11项、肿瘤标志物5项，未见明显异常，胸部CT检查示：右肺下叶肿块较前缩小，右上肺少许片状低密度影。瘀邪已祛，虚热尚存，原方去桑枝、红景天，加炒谷芽、炒麦芽各12g以调理脾胃、增强食欲。14剂，煎服法如前。后坚持服用养阴补肺汤基础方2年，复查血常规、血生化、肿瘤指标5项等未见异常，影像学检查未见疾病进展。

2018年5月7日三诊：患者家属前来取药，诉患者精神状态可，无明显乏力，予院内制剂消瘤胶囊，每粒0.3g，每次3粒，口服，每日3次。嘱患者适当进行功法锻炼，以增强机体免疫力。患者病情至今稳定。

【按语】本案效如桴鼓之关键乃一诊辨证论治，患者精神不振，易感疲倦，咳嗽少作，咳痰无力，舌暗红，少苔，脉细数，主证当属气阴两虚，而痰少色黄，舌边紫气，结合全身皮疹、膝踝肿痛等病史，次证可辨瘀热互结，故拟养阴补肺汤加减，益气养阴，兼清瘀热。二诊时患者已无明显疲倦乏力之不适主诉，然咳少量黄痰，结合舌苔、脉象、胸部CT辅助检查，考虑患者气阴恢复可，祛瘀效果佳，仅有虚热余邪未除、后天脾胃待调，故去桑枝、红景天，加炒谷芽、炒麦芽调理脾胃，促进食欲。三诊时由患者家属代为取药，予院内中成药制剂并嘱患者合理进行体质锻炼，故获良效。

4. 总结

笔者有幸侍诊耕勤，将徐老从气阴论治非小细胞肺癌的经验钩玄提要，略陈鄙见。在门诊抄方过程中，笔者发现，NSCLC患者年龄多分布在40～80岁，男性多于女性，笔者考虑吸烟因素影响，具体机制尚不明，有待进一步基于流行病学进行研究。在临证治疗上徐老强调不但要重视药物作用，而且要注重心理疗法，肿瘤患者的心理问题往往不亚于疾病本身，对不同患者，予不同安慰之法，对思虑过多、悲伤太过的患者，通过言语，适当类比，建议患者合理释放内心；对固执己见、偏执较真的患者，循循善诱，不厌其烦，引导患者重拾心理健康；对病程迁延、病势较重的患者，鼓励支持，情理交融，帮助患者建立病愈信念。

二、扶正调衡，燮理阴阳

近年来，由于肿瘤免疫学研究的进展，中医学中的扶正培本法在治疗肿瘤领域取得了一些可喜的成绩。注意从机体的内部因素着手治疗疾病，既看到整体，又看到局部，治法上既重视祛邪——攻局部癌变，更注意扶正——加强人体的抵御能力。根据癌肿发展的不同阶段，疗法可以有所侧重。但总的还是攻补兼施，把扶正祛邪有机地结合起来，扶正培本的中药及一些具有抗癌活性的中药同时应用能增强机体的免疫功能，改善机体免疫功能低下的状态。现将扶正培本在肿瘤治疗中的作用和治法作概要叙述。

（一）扶正培本在肿瘤治疗中的作用

中医学把人体对外界致病因素的防御能力称为"正气"，一切致病因素统称为"邪"，认为"正气存内，邪不可干""邪之所凑，其气必虚"。《医宗必读·积气篇》云："积之成者，正气不足，而后邪气踞之。"说明正气虚损，是积聚肿瘤类疾病形成的内在因素。早在宋元期间，张元素等就提出"养正积自消"的治法，主要是调节人体阴阳、气血、津液和脏腑功能的不平衡，提高人体抗病能力，控制肿瘤的发展，促进机体的恢复。扶正培本的主要措施，一方面采用药物调补人体气血不足与脏腑失调，另一方面从精神、饮食、锻炼身体调摄以达人体阴阳平衡，气血充足。已有的临床和实验证明，扶正培本能预防肿瘤的发生和发展，如六味地黄汤是滋阴的经方，能抑制小鼠因亚硝胺诱发的前胃鳞癌，用于治疗人的食管癌前期病变、上皮细胞重度增生，好转率在85%以上，恶化癌变情况和好转率与未服药者相比均有显著的差别。六味地黄汤能够提高荷瘤动物的血清白蛋白/球蛋白的比值，这种影响是否通过改善蛋白分解代谢呈现，值得进一步探讨。根据北京、上海等4家医院对211例肿瘤患者扶正治疗前后巨噬细胞吞噬率的测定，治疗前为39.0%～44.3%，治疗后为50.5%～59.2%。日本有研究者报道，从人参中抽提出有效成分制成了新药剂"蛋白合成促进因子（Prostisol）"。它能促进RNA、蛋白质、脂肪酸等合成，证实有明显的代谢促进作用，对癌的发育可能有抑制作用，使用Prostisol治疗癌症共有101例，全部给药病例中有69.8%的癌细胞生长发育受到一定程度的抑制。各种植物多糖类对实验肿瘤具有抑制作用，如香菇多糖（Lentinan）对小鼠肉瘤 S180 的抑制率达 95% 以上，完全退化达 7/10，Tsunoda 等报道香菇的水浸出物有诱生干扰素的作用。北京广安门医院对 69 例消化道肿瘤术后患者进行了 6 个疗程化疗观察，其中扶正组 36 例，消化道和全身的化疗不良反应均明显减轻。约 85% 患者能顺利接受各疗程化疗，而对照组 33 例中仅有 19.4% 能完成化疗。

近年来，通过实验研究筛选了大量的中药，证明了其中一些中药可以提高细胞及体液免疫功能，促进网状细胞的吞噬功能，提高骨髓的造血功能，增强物质代谢和内分泌等调节功能。有些药物还可以提高环磷酸腺苷的相对值，调整环磷酸腺苷与环磷酸鸟苷的比值。通过实验研究获得的有效药物，根据中医药性归经，有的放矢地辨证应用，常可进一步提高辨证论治的效果，为中医中药治疗肿瘤提出了新的途径。具有免疫促进作用的常用中药见表 2-1。

表 2-1　具有免疫促进作用的常用中药

功能	扶正药为主	祛邪药为主
促进淋巴细胞转化作用	人参、党参、当归、银耳、地黄、白芍、枸杞子、黄精、鸡血藤、女贞子、旱莲草、枣仁、菟丝子、桑椹、桑寄生、鹿茸、仙灵脾、天冬、麦冬、淫羊藿、扁豆、阿胶、五味子、灵芝、蘑菇、绿豆、刀豆、香菇多糖	黄芩、黄连、金银花、川芎、紫花地丁、红花、丹参、柴胡、王不留行、甜瓜蒂、商陆、桑枝、莪术、生薏苡仁、猪苓
提高巨噬细胞吞噬功能	党参、人参、灵芝、黄芪、白术、怀山药、淫羊藿、刺五加、薛荔果	白花蛇舌草、黄连、黄芩、鱼腥草、水杨梅、金银花、穿心莲、一枝黄花、七叶一枝花、野菊花、大黄、洋金花、乌梅、川朴、大蒜、牡荆、头花千金藤、茯苓、猪苓、蛇制剂、桑菊饮
提高 T 细胞比值	淫羊藿、鹅血、香菇	蟾酥、防己、甜瓜蒂、地榆、头花千金藤、虎杖、苦参、白毛夏枯草

续表

功能	扶正药为主	祛邪药为主
增强垂体—肾上腺皮质功能	地黄、白术、五味子、肉桂、人参、黄芪、鹿茸、附子、甘草、淫羊藿	白花蛇舌草、广豆根、乌头、延胡索、商陆、附子、牡荆、三脉叶马兰、青风藤、苤菜、生薏苡仁、秦艽、大蒜、棉花根、核桃树枝
促进免疫球蛋白的形成	黄芪、人参、北沙参、天冬、麦冬、玄参、鳖甲、女贞子、黄精、山萸肉、仙茅、菟丝子、锁阳	头花千金藤、洋金花、苡米、猪苓、茯苓、蛇制剂
提高cAMP的含量	黄芪、甘草、六味地黄汤	猪苓、龙蛇羊泉汤（龙葵、蛇莓、蜀羊泉等）
促进抗体形成	肉桂、锁阳、菟丝子、黄精、仙茅	头花千金藤、大黄
抑制抗体生成	当归、大枣、甘草	龙胆草、桃仁
能使抗体作用时间延长	北沙参、天冬、麦冬、元参、鳖甲	
增加血小板数	当归、白芍、龙眼肉、三七、山萸、地黄、花生衣、狗脊、红枣、肉苁蓉	地榆、水牛角、羊蹄根、商陆
增加白细胞数	人参、当归、白芍、白术、制首乌、生地黄、熟地黄、枸杞子、龙眼肉、阿胶、鹿茸、锁阳、紫河车、巴戟天、刺五加、女贞子、补骨脂、鳖甲、石苇、山茱萸、鸡血藤	丹参、柳树根

（二）中医学对肿瘤的治法

肿瘤的病因和发病原理迄今尚未完全阐明，但在中医学理论来说，总属"邪之所凑，其气必虚"。《医宗必读·积气篇》论述了体内肿块的形成过程"独之成者，正气不足，而后邪气踞之"，说明正气虚损是积聚肿瘤类疾病形成的内在因素。中医学对于肿瘤的治疗，十分重视调动机体的内部因素，既看到整体，又看到局部，既重视祛邪——攻局部癌变，又注意扶正——加强人体的抵御能力。根据"正气"与"邪病"相互斗争的情况，治法上可以有所侧重。通常情况下，肿瘤起病初期，邪实而正未虚，当以攻削为主，中期邪实正虚，治应攻补兼施，晚期邪盛正衰，治应扶正培本为主，同时应用能增强机体免疫功能或具有抗癌活性的中药，从而改善机体免疫功能低下的状态，使全身情况改善。现将中医学对于肿瘤的治法介绍如下。

1. 扶正培本法

中医学认为，肾为先天之本，脾为后天之本，气血生化之源，脾对水谷精微的运化输布，有赖肾的命门之火，故扶正培本法多从脾、肾入手。临床上常用的有益气健脾法、滋阴补血法、温肾壮阳法和养阴生津法等。临床实践证明，许多肿瘤患者采用这些治法后，不但全身情况好转，而且有利于发挥抗癌药物的作用。

益气健脾法：常选用的中药有太子参、党参、黄芪、扁豆、白术、茯苓、怀山药、棉花根、甘草等。在化疗期间采用益气健脾和胃的药物往往可以减少化疗引起的胃肠道反应。当脾虚影响到肾虚时，采用肉苁蓉、补骨脂、巴戟天、菟丝子、枸杞子等填精益髓药物配伍。如果选用补气壮阳药，注意不使温燥而伤阴，适当照顾阴液，佐以养阴之剂。

滋阴补血法：常选用的中药有当归、熟地黄、白芍、阿胶、制首乌、枸杞子、女贞子、鸡血藤、红枣、鳖甲胶等。这类药物大多具有补血填精的作用。使用滋阴补血药勿过于滋腻，以防碍胃，常与补气健脾药同用。

温肾壮阳法：常选用的中药有附子、肉苁蓉、紫河车、肉桂、仙茅、锁阳、巴戟天、补骨脂、淫羊藿等。根据阴阳互根、气血同源的通论，运用温肾壮阳药时，常以熟地黄、龟板、山萸肉等益肾阴的中药作为配伍。

养阴生津法：常选用的中药有北沙参、天冬、麦冬、生地黄、玉竹、玄参、天花粉、川石斛、枸杞子、黄精、知母、龟板、鳖甲等。这一类中药具有养阴清肺、养阴增液和滋补肝肾的作用，可与化疗和放疗伍用，或在治疗以后出现阴津耗伤时，可减轻反应，但必须注意配伍，以免滋阴碍胃，食欲减退。

扶正培本属于补法的范畴，是一个比较广泛的概念。它不同于一般的支持疗法，因此用扶正方药，不是简单地应用补养药，也不是面面俱到的"十全大补"，而是基于中医学中的辨证论治原理及方法，选用药物时，注意患者邪正相争的情况和某些补药性味之功能，分别采取以补气、补血、补阴或补阳为主的方法，决不能不分阴阳、气血的盛衰，乱投补药会适得其反，同时还要看到恶性肿瘤虽为虚证多见，但每每虚中夹实，扶正从广义来说，应包括扶正祛邪、祛邪安正二法，在具体运用时攻多补少或攻少补多。正确处理好正与邪的关系，使扶正而不留邪，祛邪而不伤正，做到合理用药。这对于提高人体抗肿瘤的能力，增强患者体质，减轻及防止放疗和化疗的不良反应，控制肿瘤的发展，延长生存期等方面均起到积极的作用。许多带瘤生存的病例说明了这一点。尽管中医治疗癌症还存在疗程长、疗效不易重复和抑癌针对性不强等缺点，但我们相信，通过实验研究与临床实践使中西医有机地结合起来，当人们掌握了肿瘤的发病原因和规律时，就能找到治疗的方法，为防治肿瘤事业作出新的贡献。

扶正培本药物治疗肿瘤具有以下作用。①提高机体的免疫力，增强网状内皮系统的吞噬功能，如党参、人参、黄芪、白术、灵芝、刺五加、怀山药、淫羊藿、甘草等。②扶持人体对肿瘤的正常防疫能力，促进淋巴细胞的转化作用，如人参、党参、银耳、地黄、白芍、枸杞子、天冬、麦冬、桑椹、仙灵脾、桑寄生、女贞子、旱莲草、菟丝子、黄精、香菇、灵芝等。③保护骨髓，防止或减轻化疗、放疗的损害，如生地黄、黄芪、黄精、人参、鹿茸、枸杞、玉竹、鳖甲、甘草、淫羊藿、紫河车、龙眼肉、刺五加、补骨脂、鸡血藤等。④提高癌症患者体内 cAMP 水平，调节 cAMP 和 cGMP 的比值，抑制肿瘤细胞的生长，不利于肿瘤的生长繁殖，如当归、黄芪、甘草、猪苓、六味地黄汤、龙蛇羊泉汤（龙葵、蛇药、蜀羊泉等）。⑤促进抗体提前形成，如肉桂、锁阳、菟丝子、黄精、仙茅等。⑥延长抗体作用时间，如北沙参、天冬、麦冬、玄参和鳖甲等。

2. 活血化瘀法

血瘀为肿瘤的成因之一，早在《黄帝内经》里就有记载："血气稽留不得行，故宿昔而成积矣。"《医林改错》指出："肚腹结块，必有形之血。"说明腹内有形的包块肿物，多由于瘀血所致，故活血化瘀是治癌的主要法则之一。凡固定疼痛，肿块坚硬凹凸不平，推之不移或吐血下血，梗阻疼痛，或皮肤瘀紫，舌质紫黯或有瘀点，脉滞涩等，均宜用活血化瘀药。由于肿瘤发生的部位不同，病情程变不一，恰当选用活血化瘀药非常重要。现将与肿瘤治疗有关的活血化瘀药介绍如下。

活血祛瘀药：当归、川芎、赤芍、鸡血藤、水蛭、蛇虫、地鳖虫、桃仁、王不留行、斑蝥、三七、八角莲、石见穿等。

行气化瘀药：红花、益母草、泽兰、山楂、蒲黄、凌霄花、三棱、莪术、乳香、没药、延胡、郁金、姜黄等。

清热化瘀药：丹皮、虎杖、大黄、龙葵草、香茶菜等。

活血祛风药：天龙、蜂房、金刚藤、九节风、蜈蚣等。

活血化瘀药治疗肿瘤具有以下作用。①对微循环起调整作用。活血祛瘀药不仅可以改善微循环，增加血流量，使组织缺血所致的营养失调和代谢障碍得到调整，还可以改善实体肿瘤的局部缺氧状态。因此，活血化瘀药配合放疗，可以提高放疗的敏感性。②调节结缔组织代谢作用，减少软组织弹力纤维，防止或减少放疗引起的并发症，如放射性肺炎、放射性脊髓炎、直肠炎和膀胱炎等。中国医学科学院血液学研究所和日坛医院对大鼠进行实验研究，发现通脉灵对放射性肺炎、肺纤维化具有一定的抑制作用。③能降低血小板的黏附聚集作用，降低纤维蛋白原的含量，增加纤维蛋白原的溶介，使癌细胞不易在血流中停留聚集、种植，从而减少转移。④具有直接抑制癌细胞和增强免疫功能的双重作用，如三棱、莪术、川芎、斑蝥、丹参、地鳖虫、全蝎、肿节风、水红花子等。另外，川芎、丹参、红花、王不留行、莪术等又能促进淋巴细胞的转化作用，生大黄能促进抗体形成，桃仁可抑制抗体生成。这些药物能提高机体抗体水平，增强机体的免疫能力。

3. 清热解毒法

中医学认为，热邪毒蕴是肿瘤成因之一。临床上常见肿瘤患者有发热、口渴、便秘、尿赤、苔黄、脉数等热毒症状，所以清热解毒亦为治疗肿瘤的常用方法。

常用的清热解毒药有紫草根、蚤休、山豆根、鱼腥草、半边莲、半枝莲、白花蛇舌草、白英、败酱草、贯仲、银花、忍冬藤、黄连、黄芩、山海螺、菝葜、石上柏、七叶一枝花、人中白、山慈菇、天花粉、野葡萄藤、猫人参、铁树叶、苦参、藤梨根、蛇毒、冬凌草、了哥王、野百合、猪殃殃、龙葵草、地锦叶、仙鹤草、毛茛、土茯苓、蛇六谷、芙蓉叶、肿节风等。

清热解毒药治疗肿瘤具有以下作用。①清热解毒药具有直接抗癌作用，如白花蛇舌草、半枝莲、石上柏、天花粉、冬凌草、广豆根、鱼腥草、紫草根、龙葵草、黄连等。②促进淋巴细胞转化作用，如黄芩、黄连、金银花等。③提高巨噬细胞吞噬功能，如白花蛇舌草、黄连、黄芩、鱼腥草、水杨梅、金银花、七叶一枝花、大黄等。④增加垂体—肾上腺皮质功能的作用，如白花蛇舌草、广豆根、菝葜等。

清热解毒药如果单独久用，会影响脾胃功能，必须配合扶正健脾运胃药同时应用。

4. 软坚散结法

痰浊为肿瘤的继发因素之一，多由于脾肺功能失调，水湿不化，津液输布失常，加之邪热灼熬，凝聚而成。如食管癌、胃癌患者呕恶痰涎，中医列入"痰湿证"论治。一般软组织内出现肿块，不痛不痒，经久不消或出现淋巴结转移，淋巴结肿大、疼痛，中医认为均属痰湿凝聚，多采用软坚散结法治疗。肿瘤质硬如石者为坚，质较软的为结。使硬块软化、使结块消散的治法称为软坚散结法。

常用软坚散结药物如下。①理气散结药：木香、八月札、乌药、陈皮、降香、砂仁、枳壳等。②清热散结药：夏枯草、山慈菇、猫爪草、断肠草等。③清痰散结药：黄药子、皂角刺、海藻、昆布、南星、半夏、硇砂、蛇六谷、白芥子、瓦楞子、天葵子、僵蚕等。④解毒散结药：地龙、蟾酥、大蓟根、苦参等。

中医学对于肿瘤的治疗，十分重视人与肿瘤的整体观念。根据患者机体强弱、肿瘤部位、肿瘤病期等情况，分别选用上述治法辨证施治。主要在于调整和增强人体的阴阳、气血和经络、脏腑的生理功能，并应用相应的抗癌中药，以调整机体内的抗癌能力，来杀灭或抑制肿瘤细胞，这是中医治疗肿瘤的基本特点。中医学对癌肿的防治研究，近年来有较大的发展。总的趋向是用现代的科学方法去研究中医的理论，如对扶正培本、活血化瘀、清解热毒的作用机制做了较多的探讨，通过实验研究筛选了大量的中药。通过实验获得的有效药物，根据中医药性归经，有的放矢地辨证用药。在治疗癌灶的同时，更注意调整全身状况。所以，在采用攻邪药物时，要使患者耐受，做到攻邪而不伤正，在攻邪中要兼顾元气。这样可以最大限度地消灭癌肿，同时又有利于保护机体，可进一步提高辨证论治的效果，为中药治疗肿瘤提出了新的途径。

(三)中医药治疗肿瘤临证思路撷粹

恶性肿瘤已经成为常见病、多发病,恶性肿瘤早期隐蔽性、易复发转移的特点是造成其高病死率的原因,即使是早期患者经规范治疗,仍有 50%～60% 的患者会复发而最终成为姑息治疗的对象。中医中药在肿瘤治疗方面有一定的特色和优势,徐荷芬教授从事中医药防治肿瘤临床研究数十年,在长期的临床工作中积极倡导中西医结合、扶正固本、攻补兼施治疗肿瘤,关注患者心身康复,心身同治,做到个体化的综合治疗,以提高治愈率、减少复发转移及改善患者生活质量。下面从治疗思路、立法方药等方面进行总结。

1. 衷中参西,取长补短

肿瘤学是一门新兴学科,限于历史条件,传统的中医,仅对位于体表的肿瘤和具有特殊症状的肿瘤有比较明确的记载和描述,如石疽、失荣、乳岩、噎膈等,而对大多数内脏的实体瘤则常混同于以症候特征命名的内科疾病之中,如肺癌见于咳嗽、咯血、悬饮,胃癌见于胃脘痛、血证,肝癌见于癥积、黄疸、鼓胀等。在病理机制上,也限于外感六淫、内伤七情、饮食劳倦所致气滞血瘀、痰浊凝滞、水湿内停、邪气伤正、虚实夹杂等一般的认识上,对恶性肿瘤致病的特殊性缺乏深刻的阐述。现代中医不能固守传统的中医理论一成不变,应当吸收现代医学成果以丰富和发展中医学的内容。肿瘤的发病机制复杂,目前尚未完全明确,肿瘤的治疗方法也多样,但是到目前为止没有一种治疗方法能够治愈肿瘤。肿瘤的治疗并非是几种疗法的简单叠加,而应该根据患者的情况综合治疗。在临床中我们也不要排斥现代医学规范的治疗手段,如手术、放疗、化疗、介入治疗、靶向治疗、免疫治疗等。对于早期患病能手术则手术,不能手术可予放疗和(或)化疗,然后伺机手术,配合介入、靶向等治疗。针对有些患者及其家属畏惧放疗、化疗及手术,只想服用中药者,我们也应该说服患者及其家属,告知他们肿瘤的治疗不要迷信单一的某种方法。中医药在肿瘤的治疗中有着重要的作用,中医药和现代医学治疗手段的有机搭配、组合常可以取得满意的效果,如术后的中医药治疗可以促进术后恢复,对于化疗、放疗及靶向治疗等非手术患者,应用中医药治疗可以起到减毒增效、相得益彰的效果。

2. 证、病、症结合，提高临床疗效

辨证论治是中医的灵魂，也是临床中取得疗效的前提，但是古人对病的认识不够，而现代医学对病的认识较为透彻，这正好弥补了中医的这一短板。在临床中发现有些药物对于某些病种有着良好的效果。笔者在临床中主要应用八纲辨证与脏腑辨证结合，针对不同的病及症状，在辨证论治的基础上结合辨病、辨症常取得更好的治疗效果。各种肿瘤都可酌用白花蛇舌草、山慈菇、仙鹤草等温和的、具有抗癌作用的药物，食管癌患者在辨证遣方后可再选用威灵仙、急性子，胃癌选用蒲公英、石打穿，肝癌可选用郁金、丹参、茵陈、延胡索等，恶性淋巴瘤选用夏枯草、海藻、昆布，肺癌选用泽漆、金荞麦、浙贝母，乳腺癌选用夏枯草、蒲公英，卵巢癌CA125升高选用蜂房，肠癌选用地锦草、马齿苋，颅脑肿瘤选用地龙、僵蚕、全蝎等，如伴有肝功能异常选用五味子、垂盆草，伴有胸腔积液、腹腔积液选用猪苓、茯苓、车前草、葶苈子等，伴有骨转移性疼痛者选用骨碎补、鸡血藤等，合并骨髓抑制者选用黄芪、当归、茜草、阿胶等。

3. 注重扶正培本，顾护正气，少用攻伐

正气虚损是积聚肿瘤类疾病形成的内在因素。中医学对于肿瘤的治疗十分重视调动机体的内部因素，既看到整体，又看到局部，既重视祛邪治疗局部癌变，更注意扶正加强人体的抵御能力。根据"正气"与"邪病"相互斗争的情况，治法上可以有所侧重。扶正培本的主要措施，一方面采用药物调补人体气血不足与脏腑失调，另一方面从精神、饮食、锻炼身体调摄以达人体阴阳平衡、气血充足。人体阴阳、气血、津液和脏腑功能平衡，对提高人体抗病能力、控制肿瘤的发展、促进机体的恢复具有重要意义。

（1）癌毒为患最易耗散，治当益气养阴。癌毒之性属阳，易于伤阴，肿瘤患者经常接受包括手术、化疗、放疗、介入治疗在内的多种治疗措施，这些治疗措施或为损伤性，或为以毒攻毒之法，常损伤耗散人体气阴。临床中发现气阴两虚是恶性肿瘤患者常见的证型，并贯穿肿瘤发病的各个阶段，尤其对于头颈部肿瘤、食管癌、肺癌等放疗后患者。患者常见的表现有乏力、口干、口渴、舌红、苔少或者伴有裂纹，脉细。临床中徐老多采用益气养阴作为基本治法，在药物选择上喜欢将益气养阴生津的药对配合使用，以增加养阴疗效。常用药对：南沙参与北沙

参、天冬与麦冬、玉竹与黄精、枸杞子与桑椹、黄芪与石斛。滋阴的同时常要配伍一些行气、化湿的药物，如陈皮、半夏、苍术等，以防滋腻碍胃。

（2）调补脾肾，重视先后天。

1）顾护脾胃，益气养血。脾为后天之本，气血生化之源，脾健则痰失气畅，邪无以生。《黄帝内经》云："有胃气则生，无胃气则死。"临床治疗中应特别重视保护中焦脾胃的健运功能，守护后天之本，切忌一味地使用苦寒攻伐之品，强调补而不腻，补中有运，攻图以缓，攻不伤正。手术、化疗、放疗以及苦寒攻伐的中药，均可造成脾胃损伤，患者常表现为气短乏力、食欲下降、恶心呕吐、腹胀、腹泻、舌质淡胖，有时可伴有齿痕，苔白或腻，脉濡弱等脾胃气虚之症。如果不及时纠正则后天失养，气血生化乏源，身体日益虚弱。在临床中也发现应用益气健脾、培土生金、降逆和胃等方法可以改善肿瘤患者放、化疗引起的消化道反应，提高生活质量，改善体重的持续下降，提高患者对放、化疗的耐受性。临证常用药物有太子参、党参、黄芪、白术、苍术、怀山药、薏苡仁、茯苓等益气健脾之品，配合使用枳壳、竹茹、八月札、木香、炒谷芽、炒麦芽等行气降逆和胃之品，目的在于使脾胃得健，开合正常，升降有序，水谷进、气血足。

2）补养先天，以先天养后天。在肿瘤早期阶段多表现为后天脾胃受损，但久病及肾，在肿瘤患者尤其是晚期肿瘤患者常伴有肾阴不足及肾阳亏虚，故在临床中要注意补充先天。肾充则温煦正常，可以温脾土，使后天之本得养而气血生化有源。肾主水，肾气肾阳充足促进水液的正常运行。根据精血同源互生，补养先天可使先天之精足，促进后天之血的生成，濡养各脏腑。临床中也发现晚期肿瘤患者多合并有脾胃功能不佳、贫血，以及心包、胸腔、腹腔等浆膜腔积液，严重影响患者的生活质量及生存时间。临床上根据患者的症状，辨证使用补肾阴或壮肾阳的药物可以改善患者的症状，提高生存质量。常选用的中药有桑寄生、杜仲、川断、熟地黄、阿胶、制首乌、枸杞子、女贞子、鳖甲等。

（3）少用攻伐，慎用虫类药物。基础研究表明，清热解毒、破血消癥、软坚散结等中药具有一定的抗肿瘤作用。但在临床应用时应当慎重，尤其是虫类药物，因这类药物多辛窜之品，易破气败胃，临床中也有很多有关虫类药物对患者肝肾功能影响的报道。《黄帝内经》云："正气存内，邪不可干，邪之所凑，其气必虚。"

肿瘤患者本身就存在正气亏虚。另外，临床中接受中医药治疗的患者大多已经接受了手术、化疗、放疗等治疗或者患者因病期太晚、体质太差而不能行西医抗肿瘤治疗。这时如果再大量地叠加使用攻伐、虫类抗肿瘤中药，则会进一步损伤患者的正气，影响患者的胃气，反而起到相反的作用，甚至加速患者的死亡。对于正虚不甚、体质尚可的患者，尤其是晚期患者因不能耐受放、化疗等而只接受中医药治疗时，适当地使用抗肿瘤中药常可以取得更好的效果。例如，在扶正固本的基础上适当使用2～3味理气活血、散结解毒之类的抗肿瘤中药，如白花蛇舌草、石打穿、山慈菇等。

4. 心身同治，注重心理调节

情志因素对于肿瘤患者有重要的影响，肿瘤的发生、发展、治疗效果及预后与精神心理因素密切相关。因为癌症的治疗至今尚无十分理想的方法，所以一旦身患癌症，患者会产生恐惧、悲观、绝望的心理，情绪极其低落。中医在治病的同时注重调畅情志，临床工作中对患者要做到耐心开导，说服患者及其家属，增强他们战胜疾病的信心和勇气，积极地配合医生治疗，这是十分重要的，告知患者癌症现在是慢性病，并不是绝症。这些说服和疏导工作在临床上常收到较好的效果。"医者仁心"，在不影响治疗效果的前提下，尽量为患者节省一切不必要的开支。心身同治，注重精神治疗会让患者保持良好的心态。临床观察发现，精神乐观、战胜疾病信心强、家庭及社会给予温暖多的患者，其生存时间一般较长，且生活质量较高。

5. 病案举隅

患者女，64 岁，2002 年 7 月 29 日初诊。患者因"持续性胸闷、气喘 2 月余"于 2002 年 6 月 7 日入住江苏省人民医院胸外科。入院时，体温 37℃，脉搏 100 次/分，呼吸 22 次/分，血压 145/100mmHg。心脏彩超检查示：心包腔占位。胸部 MRI 提示心区增大，术前诊断：心包肿瘤，大量心包积液，心包填塞。2002 年 6 月 9 日在该院行心脏肿瘤姑息性切除术。术后病理：黏液性脂肪肉瘤。术后于 2002 年 7 月 22 日在中国人民解放军八一医院肿瘤内科行 NP（长春瑞滨 40mg 第 1 日，顺铂 20mg 第 1～5 日）方案化疗。后因"心脏黏液脂肪肉瘤姑息术后 1 个月化疗后 1 周"来我院就诊。症见胸闷、心悸、气短，时有咳嗽、咳黄痰、口干，无发热，无恶心呕吐，无胸痛，无头晕头痛，食纳可，二便调，舌淡紫，苔薄硝黄，脉细。辨证：气阴两虚，痰热阻肺。治法：益气养阴健脾，清肺化痰。处方：南沙参15g，北沙参15g，石斛12g，白术12g，天冬15g，麦冬15g，仙鹤草30g，白花蛇舌草30g，枸杞子15g，桑椹15g，山药15g，黄精15g，金荞麦20g，杏仁12g，山慈菇9g，浙贝母10g，女贞子12g，炒谷芽12g，炒麦芽12g，生甘草3g。14剂。水煎服，每日1剂，早、晚分服。

2002年10月21日二诊：患者3个疗程的NP方案化疗后，服上药35剂，目前已无咳嗽咳痰，胸闷、心悸及气短症状亦较前减轻，化疗期间耐受可，无明显恶心呕吐，食纳可，大便溏，日行2次，睡眠较前稍差。继续给予益气养阴健脾，佐以活血化瘀抗癌。处方：南沙参15g，北沙参15g，石斛12g，生黄芪15g，白术12g，天冬15g，麦冬15g，仙鹤草15g，白花蛇舌草15g，蒲公英15g，白芍15g，枸杞子15g，桑椹15g，山药15g，黄精15g，丹参15g，茯苓15g，山慈菇9g，女贞子12g，炒谷芽12g，炒麦芽12g，夜交藤20g，生甘草3g。14剂。水煎服，每日1剂，早、晚分服。

2003年9月10日三诊：患者术后8个疗程的NP方案化疗已结束，期间一直口服原中药方剂，目前患者无咳嗽咳痰，无胸闷，爬楼梯无气喘，复查各项指标（肝肾功能、血常规、肿瘤标志物）均正常，二便调，有耳鸣。继续按前法佐以补肾。处方：南沙参15g，北沙参15g，石斛12g，生黄芪15g，白术12g，白芍12g，天冬15g，麦冬15g，仙鹤草30g，白花蛇舌草15g，蒲公英15g，枸杞子15g，桑椹15g，山药15g，黄精15g，丹参15g，山慈菇9g，女贞子12g，昆布10g，炒谷芽12g，炒麦芽12g，山茱萸10g，生甘草3g。14剂。水煎服，每日1剂，早、晚分服。

患者病情平稳，定期复查，此后每3个月左右来门诊按原方稍作调整后服用，如舌苔腻加用佩兰、苍术等化湿药，有瘀血表现如舌质紫黯加用川芎、红景天等活血药，病情稳定。2014年5月8日因"活动后胸闷气喘1个月"在中国人民解放军八一医院查PET-CT：①心脏黏液脂肪肉瘤姑息术后，术区不均匀片状稍低密度影，FDG摄取不高；②两肺内多发大小不等结节影，部分FDG摄取略高；③心包膜局部稍增厚，双侧胸膜局部稍增厚伴右侧胸腔积液。2014年5月起在中国人民解放军八一医院给予8个疗程的吉西他滨0.8g（第1、第8日）、羟基喜树碱5mg（第1～3日）方案化疗8个疗程，化疗期间及化疗后一直于门诊口服中药治疗，生活能自理。

【按语】心脏恶性肿瘤在临床少见，预后极差，查阅近10年国内有关心脏恶性肿瘤文献100余篇，85%患者于1年内死亡。从中医同病异治、异病同治的辨证角度出发，心脏恶性肿瘤和常见的其他部位恶性肿瘤的中医辨证相似，都可以通过对患者的四诊综合，辨证调治。该患者术后化疗期间及化疗后均采用中医药治疗，通过运用益气养阴为主的中药使患者最终得以长期高质量生存。

6. 总结

中西医结合及中医药治疗肿瘤有一定的特色及优势，实践也表明中医药在肿瘤的治疗中是安全、有效的，应该全程参与，值得我们深入研究并推广应用，为更多的患者服务。但是其具体疗效尚缺乏设计严谨的临床试验的验证，在这方面还要不断完善，为进一步推广中医疗法创造条件。

（四）徐荷芬恶性肿瘤临证经验

徐荷芬教授从事中西医肿瘤临床与科研工作数十载，在中西结合治疗肿瘤方面经验丰富，成效卓著。徐荷芬教授治疗恶性肿瘤的经验及学术思想如下。

1. 对恶性肿瘤病因病机的认识

徐老在长期的科研与临床实践中，认为肿瘤的发生是由于毒邪内侵、情志怫郁、饮食内伤、旧疾瘤留使脏腑功能失调，正气亏虚，气血津液失常，气滞、血瘀、痰浊、热毒等聚集于脏腑经络，相互搏结，日久成积，其基本病机属本虚标实。

其中，正气内虚是肿瘤发病的内在条件，"正气"即人体维持健康和抵御外部致病因素干扰、侵袭的能力。《黄帝内经·素问·刺法论》云："正气存内，邪不可干。"《诸病源候论》云："最虚之处，最是客邪之地。"清代医家余听鸿《外证医编》指出"正气虚则成岩（癌）"。可见正气不足是发病的前提和根据。

癌毒积聚是肿瘤发病的始动因素，徐老认为"癌毒"是"毒邪"一种，兼具增生性、浸润性、转移性、复发性的特点。《黄帝内经·灵枢·九针论》即有记载："四时八风之客于经络之中，为瘤病者也。"指出外邪致瘤的可能性。《格致余论》有"忧怒抑郁，朝夕积累，脾气消阻，肝气积滞，遂成隐核……又名乳岩"的论述，指出肝郁气滞是导致乳岩形成的基本病机。《济生方》载"过餐五味，鱼腥乳酪，强食生冷果菜，停蓄胃脘……久则积结为癥瘕"，说明饮食不节及嗜食生冷与癥瘕发生有关。由此可见，肿瘤发生多由于癌毒外客、七情内伤、饮食酿毒，致使机体正气匮乏，血瘀、痰浊等积聚而成。

2. 恶性肿瘤临证思路

（1）扶正固本，养阴为要。恶性肿瘤患者正气不足，阴液常亏，徐老认为此是由于恶性肿瘤异常增生，易于扩散，日久耗伤正气，销铄精、血、津液，导致阴精亏损，最终阴损及阳，阴阳两虚。尤其肿瘤术后患者气血本虚，放、化疗后更出现胃肠功能紊乱、皮肤瘙痒、脱发、骨髓抑制、口腔黏膜红肿、口干、舌红少津、脉细等气阴两伤之象。故而在治疗上，徐老宗《张氏医通·积聚》"善治者，当先补虚，使血气壮，积自消也"之观点，崇尚"扶正固本，养阴为要"，并创制扶正养阴方，徐老临证以此方加减，多获良效。而且，此方经我研究团队十多年临床研究，现已开发出院内制剂消瘤胶囊，证实此方对恶性肿瘤细胞的增殖和转移具有抑制作用，并可显著改善患者临床症状及提高生活质量。扶正养阴方基本组成为：生黄芪15g，炒白术12g，南沙参12g，北沙参12g，天冬12g，麦冬12g，女贞子12g，旱莲草12g，白芍12g，郁金10g，仙鹤草15g，山慈菇10g，僵蚕10g，全蝎10g，炙甘草3g。方中生黄芪补益脾肺之气，炒白术健运中焦，南沙参和北沙参直入肺胃养阴生津，天冬、麦冬甘寒生津止渴，旱莲草、女贞子滋补肝肾之阴，白芍与诸甘药合用，以合"甘守津还"之意，郁金解郁，兼可活血化瘀，仙鹤草、山慈菇清热解毒、散结消肿，僵蚕、全蝎化痰通络，炙甘草调和诸药。全方着眼正气亏虚，阴精不足，以扶正养阴为组方大法，并集清热解毒、活血化瘀、化痰通络等于一体，标本兼治，寓清于补，共奏邪去正复之功。此外，徐老临证时针对不同兼症亦有不同加减法，如兼见头晕耳鸣，颧红咽干，五心烦热之肝肾阴伤较甚者，则伍枸杞子、玄参、山萸肉、菊花以"滋水涵木"；若见形瘦、咳嗽气逆、口干、潮热盗汗之肺肾阴亏证，则增加南沙参、北沙参、女贞子、旱莲草用量，并加伍熟地黄、桑椹等以求"金水相生"；若见阴虚与热毒相夹、虚实胶着，则加白花蛇舌草、蒲公英以养阴解毒；若见面色㿠白、畏寒肢冷之阴损及阳，则佐炒杜仲、刺五加、补骨脂以温肾益气。

（2）祛瘤抗癌，期型分治。恶性肿瘤的发生以痰、瘀、湿、毒为病理基础，正气不足为内在条件，因此病程虚实夹杂，又由于不同肿瘤的临床特征、病机特点不同，故徐老在辨证论治基础上，提出"祛瘤抗癌，期型分治"之法则，针对不同时期的肿瘤，相同肿瘤的不同分型，临证选择性用药，以增强抗癌作用。癌肿初起，多以浅表、深在或脏器出现坚硬不移肿块，并伴不同程度疼痛为主要表现，此时患者正气尚充，癌毒壅盛，治疗多以祛邪为主，稍佐扶正，或只以祛邪为要，唯攻不补，徐老临证常用中药有白英、山慈菇、金荞麦、急性子、肿节风、僵蚕、露蜂房、红豆杉、全蝎、蜈蚣、鱼腥草、白花蛇舌草等，此类药兼具清热解毒、散结消肿、活血化瘀、化痰通络之效。然而，此法不可久用，且须时刻关注患者脾胃纳运情况，以防苦寒攻伐损伤胃气，犯"虚虚实实"之戒。肿瘤术后患者气血大虚，此时宜扶正为先，稍佐祛邪，尽快帮助患者恢复体力，提高免疫力，增进饮食，徐老临证常用黄芪、人参、红景天、猪苓、茯苓、丹参、冬凌草等，此类药性平和，扶正之中兼有抗瘤之效。化疗后患者出现恶心呕吐、疲乏无力、腹胀纳呆、舌淡、苔白腻等湿困中焦之证，则伍以藿香、佩兰、苍术、白术、党参、茯苓等化湿健脾之品。放疗后出现口干舌燥、潮热盗汗、虚烦不寐等阴虚津亏证，配伍石斛、麦冬、玉竹等。对于不同类型的肿瘤，徐老临证用药又有不同，在此亦稍作列举：肺癌阴虚有热者，常伍用金荞麦、鱼腥草以清热解毒；肠癌湿毒郁滞者，配伍蒲公英、败酱草以消肿祛湿；乳腺癌气滞血瘀者，配伍夏枯草、土鳖虫、昆布以破血逐瘀、消肿散结；肝癌血瘀不化，积聚痞块者，伍用石见穿、郁金、丹参以活血化瘀、消肿止痛。

（3）中西并举，优势互补。目前在恶性肿瘤的治疗上，西医主要通过手术、放疗、化疗、生物治疗、免疫治疗和基因治疗，以及靶向治疗、晚期姑息治疗等手段，旨在去除或降低肿瘤负荷，缓解全身症状，提高患者的生活质量。相较于中医治疗，西医在抑制、杀伤肿瘤细胞方面更加快速与直接，但是无论是手术还是放疗、化疗，在治疗的同时也不可避免地存在很多缺陷，如治疗费用昂贵，不良反应明显，而且，恶性肿瘤经过反复化疗出现的多药耐药已成为现阶段肿瘤治疗的难题。而传统中医药从整体出发，通过调整阴阳、扶正消瘤等方法，充分调动机体自身的免疫调节机制，在控制病情进展，减轻放疗化疗不良反应，以及提高患者生活质量方面有重要意义。徐老认为，肿瘤疾病成因复杂，变证多端，不能拘泥于单一治法，而应及时汲取现代医学的诊断及治疗方法，同时充分发挥中医药特色和优势，并结合患者病情及身体状况，合理采取治疗方法，中西医结合，优势互补，最大限度地减轻患者的痛苦。在恶性肿瘤的治疗中，辨证论治与辨病论治相结合，例如，肿瘤患者术后气血大伤，则予以益气养血、补阴和阳之品；化疗期间呕吐伤津，予化湿和胃、止呕生津之品；放疗期间灼伤阴液，予以清热解毒、养阴生津之品；后期恢复阶段免疫低下，予以补肺健脾、益气扶正之品。回顾肿瘤治疗的历史，不难发现，在现代医学治疗方式上，结合中医药治疗，对肿瘤患者体能恢复，增强免疫，促进放、化疗的减毒增效，以及患者生活质量提高均有积极作用。

（4）心理干预，积极引导。恶性肿瘤患者由于情绪焦虑、癌痛、抗肿瘤治疗及其不良反应导致躯体不适及缺乏社会支持，具有不同程度的精神心理障碍。研究表明，长期的负面情绪可使机体产生各种非特异性应激反应，最终导致机体免疫功能降低，对肿瘤细胞的监视及杀伤力下降，使肿瘤得以蔓延。《黄帝内经》有"喜则气和志达，荣卫通利"的阐述，指出积极的心态可预防肿瘤的发生。关于情志致病的治法，吴师机《理瀹骈文》载："情欲之感，非药能愈，七情之病，当以情治。"故而徐老临证始终将心理疏导贯彻治疗始终。《黄帝内经·灵枢·师传》载："告之以其败，语之以其善，导之以其所便，开之以其所苦。"一方面，给患者以安抚和鼓励，增强其战胜病魔的决心；另一方面，予以中医药干预调理，临证处方常加理气安神、调畅情志之品，如郁金、香附、龙骨、牡蛎、夜交藤、合欢花等，常获得佳效。

3. 病案举隅

患者男，60岁，2014年8月18日初诊。左肺腺癌术后化疗后20日。患者曾在江苏省肿瘤医院行左肺癌根治术，病理结果示：（左中叶）黏液腺癌（$pT_{2b}N_0M_0$ Ⅱa期）。术后以"紫杉醇联合卡铂"的方案化疗3次。刻下：消瘦面容，咳嗽，干咳为主，夜间明显，口干，微盗汗出，疲乏无力，眠差，食纳一般，二便可，舌暗红，有少苔，边见紫气，脉细数。辨证：肺肾阴亏，夹有瘀热。治法：滋养肺肾，兼清瘀热。扶正养阴方加减，处方：南沙参12g，北沙参12g，天冬12g，麦冬12g，女贞子12g，旱莲草12g，生黄芪15g，炒白术12g，白芍12g，郁金10g，赤芍10g，仙鹤草15g，金荞麦15g，苦杏仁6g，僵蚕10g，夜交藤15g，炙甘草

3g。14 剂，每日 1 剂，水煎，早、晚温服。2014 年 9 月 1 日二诊：患者诉服上方后干咳减轻，现已无盗汗，疲乏无力好转，饮食、睡眠可，二便可，舌红、苔白，舌底静脉瘀阻，脉细。虚热已去，然阴虚血瘀之本仍在，原方减郁金、仙鹤草、白芍，加紫丹参 15g、土鳖虫 10g。14 剂，煎服法如前。后坚持以扶正养阴方加减治疗近 2 年，复查血生化、肿瘤标志物未见明显异常，影像学检查提示病情未见进展。

【按语】患者肺癌术后气血大虚，加之化疗更加损伤阴液，干咳、口干、盗汗为肺肾之阴已伤，结合舌脉，辨为肺肾阴亏，夹有瘀热证。以扶正养阴方加减，南沙参、北沙参、天冬、麦冬、女贞子、旱莲草六药并进，共滋肺胃肝肾之阴，生黄芪、炒白术健脾益气，运转中焦脾胃，郁金、赤芍活血化瘀，仙鹤草清热补虚，金荞麦、苦杏仁清降肺气。二诊时，患者虚热之象已去，瘀阻更加显露，故减清热之品，加重活血之品。

（五）徐荷芬治疗肿瘤的学术思想

徐荷芬教授在中西医结合防治肿瘤的工作中，积累了丰富的经验，形成了自己的学术思想，现总结如下。

1. 增强免疫，扶正抑瘤

（1）扶正固本，贯穿始终。肿瘤是全身疾病的局部表现，主要缘于脏腑阴阳气血的失调，在正虚的基础上，外邪入侵，或痰、湿、气、瘀等搏结日久，积滞而成。《黄帝内经·素问·刺法论》云："正气存内，邪不可干。"《黄帝内经·灵枢·百病始生》云："壮人无积，虚者有之。"《医宗必读·积聚》云："积之成也，正气不足，而后邪气踞之。"这都说明癌症多是在正虚的基础上发生的，正气不足可能构成积症发病的条件。在治疗上，《黄帝内经》有"虚者补之""损者益之"的治则，明代王履曰："治虚邪者，当先顾正气，正气存，则不致有害。世未有正气复而邪气不退者，亦未有正气竭而命不倾者。"扶正培本是当前中医治疗肿瘤的最大特色。徐老数十年来一直倡导扶正为先，将益气养阴、健脾益胃、补益肝肾等固本之法贯穿在肿瘤治疗全过程。临床与实验研究证明，中药之所以能延缓肿瘤发展或抑制肿瘤，主要是通过提高机体的功能状况，如提高免疫功能，激活机体固有的抗癌因素的活性来控制或抑制肿瘤。

1）健脾益胃，顾护后天。在治疗肿瘤的过程中，化疗、放疗以及长期服用苦寒攻伐的中药，都可造成脾胃的损伤，出现面色少华、气短乏力、食欲下降、恶心呕吐、腹胀、腹泻、腹痛等脾胃气虚之症。如不及时纠正，则胃气受损，脾气虚弱，后天失养，身体日益虚弱，先天之本则失去生化之源，久病及肾，导致脏腑俱虚，治疗可能被迫中断，肿瘤未能被有效控制而发展，促使病情恶化。中医认为"纳谷则昌""绝谷则亡""有胃气则生，无胃气则亡"。所以，徐老强调在中西医结合治疗肿瘤时，权衡利弊，根据患者的病情、体质及胃气盛衰而定何种治疗方案，只有满足个体化治疗方案才能收到较好的效果。这时应维护患者后天之本，调理脾胃，脾胃健运，升降相宜，患者能进水谷，气血才得以化生，常用中药有白术、山药、白扁豆、焦山楂、焦神曲、鸡内金、砂仁、佛手、香橼、炒谷芽、炒麦芽等，以达消食化积、生发脾胃之气。

2）补益肝肾，壮健先天。肾乃"先天之本"，主骨生髓，主一身之阳气。张介宾曰："五脏之伤，穷必及肾。"一方面，肿瘤放、化疗后导致脱发、齿松、骨髓抑制及腺体破坏等肝肾亏虚的表现；另一方面，肿瘤晚期，多发生了转移，且久病及肾，故在治疗上徐老十分重视从肝肾入手，以补益肝肾为主，给予桑寄生、枸杞子、桑椹、旱莲草、女贞子、杜仲、何首乌、黄精、菟丝子、补骨脂、狗脊等中药。

3）养阴益气，增强免疫。机体免疫功能与肿瘤的发生、发展、转移及预后密切相关，恶性肿瘤患者机体免疫功能常处于紊乱状态。徐老在临床治疗中常选用南沙参、北沙参、天冬、麦冬、黄芪、党参、仙鹤草、白芍、枸杞子、桑椹、女贞子、五味子、黄精、生地黄、甘草。研究显示，由益气养阴为主组成的方药具有良好的调节免疫功能的作用。

（2）调节情志，疏导心理。精神心理因素对肿瘤患者有重要的影响。在临床中发现，心理因素直接影响癌症的病程演变过程，因此，心理疏导应贯穿抗肿瘤治疗的全过程。"善医者，必先医其心，而后医其身。"乐观、自信的心态有助于癌症的康复，许多肿瘤患者能战胜癌症，与他们能够配合医生并保持良好的心态有着密不可分的关系。现代医学模式要求家庭、社会应给予患者创造良好的环境，给患者以温暖和鼓励。在此方面，徐老对每一名患者都能做到耐心开导，说服患者及其家属，要战胜癌症，就必须积极地配合医生治疗，增强他们战胜疾病的信心。有条件的患者可以参加癌友俱乐部，通过其中的活动增进病友间的相互交流并树立信心。总之，通过医患之间和病友之间的沟通、互动，在临床上常收到较好的效果。患者的心结解决了，思想负担减轻了，心情愉快了，因而免疫功能得到了提高，增强了抗病能力。

（3）循序渐进，强身健体。肿瘤患者由于经过手术、放疗及化疗等治疗，机体处于较弱状态，为了尽快恢复身体，徐老认为，只要身体许可，可以进行循序渐进的康复锻炼，如散步、打太极拳、气功锻炼等。尤其在气功锻炼方面，徐老有自己独特的见解，并著有《气功养生学》（南京大学出版社，1989年）和《实用中医气功学》（上海科技出版社，1992年）等专著，其认为，气功锻炼后通过大脑皮质主动性的抑制作用，能动地改善人体的功能活动，从而调节阴阳，疏通经络，调合气血，改善循环，使内环境各个系统之间的关系得到调节和改善，逐步恢复和达到平衡，提高免疫功能，增强防病的活力，提高抵抗力，达到整体治病的目的。徐老曾经多次组织举办了郭林新气功培训班，受到了患者及其家属的积极响应和好评。研究表明，练功组超氧化物歧化酶（SOD）均值明显高于未练功组，差异有统计学意义（$P < 0.01$）。

2. 善用药对，相得益彰

中药药对常以相须相使配对发挥药对的协同作用。徐老在临证中善于运用药对，常多个药对联合使用，以发挥扶正抗癌的整体作用，提高疗效。如益气养阴用黄芪与党参、南沙参与北沙参、天冬与麦冬，健脾益胃用山药与白扁豆、焦楂曲与鸡内金、白术与白芍，消食化谷用炒谷芽与炒麦芽，补益肝肾用枸杞子与桑椹、杜仲与续断、枸杞子与补骨脂、黄精与首乌，养阴清热用玄参与金银花，清热解毒用白花蛇舌草与仙鹤草，活血化瘀用三七与白及、当归与川芎、桃仁与红花，降逆止呕用竹茹与半夏、旋覆花与代赭石、半夏与陈皮、半夏与厚朴、陈皮与竹茹，清肺止咳用金荞麦与鱼腥草，止咳化痰用桔梗与半夏、杏仁与浙贝母，芳香化湿用藿香与佩兰，利水渗湿用猪苓与茯苓，收涩止泻用诃子与芡实、五味子与五倍子，理气用香橼与佛手、青皮与陈皮，失眠用夜交藤与合欢花，益气固表用黄芪与防风，止痛用徐长卿与元胡。并根据不同的病变部位有的放矢，如食管癌加急性子与威灵仙，胃癌酌加石见穿与山慈菇、急性子与石见穿，肝癌加石打穿与山慈菇、半枝莲与八月札，甲状腺癌加海藻、昆布，乳腺癌加山慈菇、露蜂房，肺癌加杏仁与浙贝母，颅内肿瘤酌用白芷与僵蚕、全蝎与蜈蚣、天龙与地龙、菖蒲与远志，肠癌用山慈菇与凤尾草等。

3. 养阴益气为基本治法

元代朱丹溪倡"阳常有余，阴常不足"之说，徐老认为，癌毒之性属阳易伤阴，且既病之后常接受包括手术、化疗、放疗在内的多种治疗措施，这些治疗措施或为损伤性，或为以毒攻毒之法，常损伤气血阴精，故从总体来看，癌肿患者的体质以气阴两虚者居多。因此，气阴两虚是恶性肿瘤患者的重要病理特点，这为使用益气养阴法提供了佐证。常用中药有北沙参、天冬、麦冬、白芍、枸杞子、女贞子、黄精、玉竹、桑椹、黄芪、太子参、党参、怀山药、生薏苡仁等。研究表明，养阴益气药除了有调节免疫功能的作用外，还有促进肿瘤细胞分化、诱导和促进肿瘤细胞凋亡、抗肿瘤细胞转移、逆转肿瘤细胞的多药耐药性等功效。

4. 利用现代科技成果

（1）宏观辨证与微观辨证相结合。现代科技的发展使传统的望、闻、问、切四诊为主要手段得以延伸。徐老认为，恶性肿瘤在病变的性质、演变、预后上有其特殊性，其十分重视现代医学研究的新成果，综合物理、生化、影像学、病理等检查结果，使辨证向纵深进行，包括在细胞水平上认识各种免疫细胞，如巨噬细胞、T淋巴细胞、自然杀伤细胞（NK）功能的失调，在分子水平上认识控制基因或抑癌基因（如p53、p16）的丢失等，在辨证属"正虚"的范畴。体现了宏观辨证与微观辨证的结合，进一步拓展了肿瘤疾病的病因、病机及发生、发展规律与转归，为肿瘤患者个体化的综合治疗提供了更加翔实的科学依据。

（2）优势互补。规范性的综合治疗是根据恶性肿瘤的种类、性质、病期和发展趋势，合理、有计划地将现有几种治疗手段联合应用的治疗方法。如不同病期，手术、放疗、内科治疗临床应用的指征和目的是不同的，只有很好地结合才能达到提高治愈率和改善患者生存质量的目的。医生应当根据患者个体的机体状况、肿瘤的病理类型、侵犯范围和发展趋向，跟踪现代临床肿瘤研究进展并在循证医学指导下，合理、有计划地安排现有的治疗手段。徐老始终坚信，中医药作为传统医学应努力寻找西医学对肿瘤治疗的盲区及弱点并将其作为中医药良好的切入点,同时在中医理论的指导下科学地融入进去,勇于探索,为患者提供具有中医药特色的、个体化的医疗服务,在肿瘤防治上占有一席之地。徐老在具体对待每一例患者时做到换位思考,根据他们的病情需要综合考虑,做到个体化、最优化的规范综合治疗,而不是强调只接受中医药治疗,需要采取其他方法治疗的就建议其去寻找其他医生治疗,不耽误病情,并亲自为一些患者写推荐信以寻求其他专家帮助,这些专家中不乏院士和省内外知名专家等,患者及其家属十分感激。

（3）继承不忘创新。徐老在辨证治疗中充分考虑到各药效用的发挥,辨证与辨病结合,结合现代药理研究成果,酌加具有抗癌、抗转移功效的中药。关注新的研究成果的应用,注重发掘含抗肿瘤作用的有多种药效的药物,如红景天、芦荟、冬虫夏草菌丝体等。红景天性苦味辛,有清热解毒、补肾、养心安神、调经活血、明目之效用。这在《晶珠本草》《藏药图鉴》中均有记载。民间常用于清肺止咳、止血、跌打损伤、烧烫伤、阳痿及糖尿病等病症。徐老将该药用于肿瘤患者常起到较好的效果,在化疗、放疗及手术后等各阶段皆可使用,研究表明,该药药理作用广泛,效果明显,有抗疲劳、抗衰老、抗微波辐射、增强免疫、抗病毒、抗肿瘤、降血糖以及增强学习记忆、对神经系统和新陈代谢的双向调节作用。芦荟苦寒,有清肝热、通便功能,用于便秘、小儿疳积、惊风,外治湿癣。现代药理研究表明,芦荟有调节人体免疫力、抗肿瘤、保护肝脏、抗胃损伤、抗菌消炎、抗病毒、镇痛、镇静、抗辐射、修复损伤组织等功能。徐老在临床中对于非脾胃虚弱、大便泄泻的肿瘤患者常使用该药。冬虫夏草由于生态环境的改变,产量日益减少,价格昂贵。在徐老指导下课题组进行了冬虫夏草的发酵培养,药理试验显示,冬虫夏草菌丝体能提高机体免疫力,并间接对肿瘤生长表现出较强的抑制作用,通过组方后开展了试验研究,结果显示有抗肿瘤作用。

5. 总结

徐老从事防治肿瘤工作数十年来一直倡导扶正固本为首要,以养阴益气为基本治法,从健脾胃、补肝肾及养阴益气多角度增强患者免疫功能,重视心身合一的康复,并在继承中不断吸收新成果,做到个体化的综合治疗,达到提高治愈率和改善患者生活质量的目的。

（六）徐荷芬治疗恶性肿瘤的经验

徐荷芬教授善以养阴益气、解毒抗癌之法治疗癌肿，声名卓著。现将徐老治疗恶性肿瘤的经验总结如下。

1. 中西结合，深刻认识恶性肿瘤致病的特殊性

肿瘤学是现代医学在近世纪建立起来的专门学科，限于历史条件，传统的中医仅对位于体表的肿瘤和具有特殊症状的肿瘤有比较明确的记载和描述，如石疽、失荣、乳岩、噎膈等，而对大多数内脏的实体瘤则常混同于以症候特征命名的内科疾病之中，如肺癌见于咳嗽、咯血、悬饮，胃癌见于胃脘痛、血证，肝癌见于癥积、黄疸、臌胀。在病理机制上，也限于外感六淫、内伤七情、饮食劳倦所致气滞血瘀、痰浊凝滞、水湿内停、邪气伤正、虚实夹杂等一般的认识上，对恶性肿瘤致病的特殊性缺乏深入的阐述。徐老认为，现代中医不能因循传统的中医理论一成不变，应当吸收现代医学成果以丰富和发展中医学的内容。恶性肿瘤虽然在症状上与普通内科疾病没有什么区别，但在病变的性质、演变、预后上显然和普通的内科疾病有所不同，提示癌肿在病变机制上具有某种特殊性。此外，某些内脏的癌肿在手术切除后，患者身体的一般状况常能恢复到平时的正常状态，用传统的四诊来看患者已无症可辨，实际上我们绝不能据此而认为患者已痊愈无病，对肿瘤突破肌层、浆膜层，局部淋巴结病检阳性等有转移可能的或实际已经有转移者，应当将现代医学病理检查的结果，显微镜下检查到的异常，纳入我们的望诊范畴。从辨证角度来说，应当看到其仍有癌毒残留的一面。为此，笔者曾在徐老指导下就恶性肿瘤的发病机制作专门的探讨，提出了"正虚—癌毒"致病学说，认为癌毒内生是恶性肿瘤的原始动因，癌毒具有耗损正气、酿生痰瘀、广泛侵袭、毒恋难清的致病特点；正气不足是恶性肿瘤发生的内在条件，贯穿恶性肿瘤病变过程的始终，而瘀滞痰浊则是恶性肿瘤的重要病理因素，其与癌毒互为因果，共同致病，从而在理论上首先阐明恶性肿瘤发病机制上的特殊规律。

2. 养阴益气，作为中药治疗的基本治法

在治疗上，徐老采用以养阴益气为主、辅以解毒抗癌的治疗方法为基本治法。徐老宗《黄帝内经》"人年四十而阴气自半"之说，认为从人之群体来看，由于先

天的生命生理自然过程和后天的情志劳欲之伤，人体在中年以后即步入一个阴精逐步衰竭的过程。元代补阴派大家朱丹溪倡"阳常有余，阴常不足"之说，实即本因于此。而恶性肿瘤患者大多数为中老年人，既病之后又常接受包括手术、化疗、放疗等治疗措施，这些治疗措施或为损伤性，或为以毒攻毒之法，会损伤气血阴精，而气血损伤尚易于恢复，阴精受损则每每难以纠正，加之癌毒之性属阳，亦易于损伤人体阴液，故而从总体来看，癌肿患者的体质以气阴两伤居多。这里需要特别指出的是，患者的阴亏表现常是一种潜在的状态，即不一定见有显著的阴亏症状，如舌红少苔、低热形瘦、脉细等症，而延长四诊则可能在机体内环境如免疫功能方面表现出某种紊乱，如细胞免疫功能低下或抑癌基因消失等。正是基于这些认识，治疗上徐老常以养阴益气为基本疗法，临证时再结合患者的具体情况随证加减。常用中药有北沙参、白芍、枸杞子、黄芪、太子参、云苓、女贞子、天冬、麦冬、黄精、玉竹、桑椹、怀山药、生薏苡仁等。徐老强调，以养阴益气的方法作为扶正的基本方法，并不是抛弃传统的辨证论治，而是在更高层次上的辨证。只有这样，才能抓住疾病的本质。这是由于癌肿患者的治疗非朝夕可以收功，故而不可因同时存在的次要矛盾而舍弃基本矛盾，尤其是对于那些处于潜症状态、自觉症状不明显者，更应如此。

3. 祛邪解毒，应包括放、化疗

徐老重视扶正，但并不轻视祛邪。徐老认为，中医的祛邪概念应当扩大，尤其是从中西医结合的角度来看更应如此。手术、化疗、放疗均应当视为祛邪的手段，且不是一般的手段，而是祛邪的重剂峻法。在中医药方面，徐老强调应以抗癌解毒为主，因为癌毒是致病之因，只有毒去，才能正安。临床习用自拟验方消瘤丸，方中以蜈蚣、全虫、斑蝥等为主药，以毒攻毒。在运用上遵《黄帝内经》"大毒治病，衰其大半而止"的原则，一般对正在接受手术、放疗、化疗者不用，以免更伤其正；对失去手术、放疗、化疗机会而正气尚支、能耐受攻伐者则与扶正之剂一并使用，攻补兼施。临床使用多年，疗效满意，且无明显不良反应。其他汤方中常用的中药尚有白花蛇舌草、仙鹤草、蜀羊泉、金荞麦、蒲公英、鱼腥草等。

4. 保护胃气，是处方用药的准则

徐老用药特别重视保护胃气，强调补而不腻，补中有运，攻图以缓，攻不伤正。

徐老认为，癌毒虽然是致病的重要因素，但在目前中药解毒抗癌药物尚缺乏特异性、针对性的情况下，长期大剂量使用苦寒攻伐之品，非但达不到抗癌之目的，反而徒伤胃气，其弊远大于利。癌肿患者的治疗非朝夕可以收功，需假以时日，缓缓图治。若以抗癌之名一味投以苦寒攻伐之品，患者常因药物苦涩难以下咽，食后呕吐，久之影响食欲而拒绝服药，这样反而达不到预期的治疗目的。更有患者因药物损伤脾胃，饮食不下，生化无源而致病情加重恶化，难治失治，故保护胃气十分重要。然而保护胃气又不等于一味蛮补，在养阴益气、扶正抗癌的基础上仍当结合辨证施治，如患者苔腻、纳呆加佩兰、苍术、炒谷芽、炒麦芽，脘腹饱胀加佛手、鸡内金，胸胁疼痛加玉金、玄胡，大便溏薄加诃子、凤尾草，舌质紫黯加丹参。

5. 综合治疗，是攻克癌肿的法宝

徐老认为，恶性肿瘤的治疗困难目前仍然极大，应采用一切可能有效的手段去共同攻克这个顽症，故徐老摒弃门户之见，在研究中医药治癌的同时，还大力推广气功疗法。徐老认为，练习气功一方面可以通过"三调"（调形、调息、调心）改善患者机体的内环境，纠正失衡，调动机体潜在的抗病能力，另一方面，可以增强患者与疾病作斗争的信心，给患者心理支持。此外，徐老还重视患者饮食起居的调理，曾多次在癌友联谊会上作专题报告，深受患者好评。

（七）徐荷芬论治肺癌的经验

原发性支气管肺癌简称肺癌，包括小细胞肺癌和非小细胞肺癌两大类，后者约占85%。近年来，随着吸烟和各种环境因素的影响，肺癌的发病率和病死率均迅速上升。肺癌常见症状包括咳嗽、呼吸困难、体重下降、胸痛及咯血等，西医的主要治疗方法有手术、放疗、化疗及分子靶向治疗等。徐荷芬教授在长期的临床实践中积累了丰富的肺癌治疗经验，现总结如下。

1. 详析病机

（1）肺肾亏虚为本。徐老承《黄帝内经·灵枢·百病始生》"壮人无积，虚者有之"之说，认为肿瘤是全身疾病的局部表现，主要是在正虚基础上，因外邪致痰、湿、气、瘀等内生之邪搏结日久，积滞而成。同时，徐老认为肺癌具有其独特的病理过程。肺为华盖、水之上源，主宣发肃降、布散津液，如其宣降失司、治节不能，则津液变生痰饮之邪，进而使血行迟滞，留而为瘀，痰瘀互结，变生肺积之患。

徐老还强调肾虚在本病发病中的重要地位，其宗"五脏之伤，穷必及肾"之说。肾乃"先天之本"，主骨生髓，蒸腾水液，温煦五脏。肾又为肺之子脏，母子相生，如肾虚则子盗母气，肺金受累，故肺癌的发生与肾虚关系密切。同时，因肾主骨生髓，肿瘤放、化疗后常见的脱发、齿松、骨髓抑制及腺体破坏表现，多与肾虚相关。肾虚则脑海不足，风痰挟毒易上犯清空，故肺癌患者又可见头晕、头痛，甚至癫痫等。

（2）癌毒内积，耗伤气阴。徐老指出，在正气亏虚的基础上，癌毒内积作为恶性肿瘤的重要诱因，其形成与饮食、外感、情志有关，同时其作为病理产物，又可进一步使病情加重。癌毒留结，阻碍经络气机运行，易与痰瘀搏结，形成肿块；毒邪壅盛，充斥三焦，又可流注他处，累及他脏，进而耗损气阴，终致毒盛正损、气阴难复之恶境。

（3）情志拂郁，气血失畅。徐老认为，心理因素直接影响肺癌患者的疾病演变过程。气行则水行，气顺则痰失。情志拂郁、肝气不达、气机不畅，则痰饮更不易化；肝气不疏，横犯脾土，脾失健运，一则可内生水湿，进而变生痰饮之邪，二则影响水谷精微输布，气血生化乏源，正气不得复，不利于疾病的康复。

2. 辨治经验

（1）中西结合，型期分治。徐老临床辨治肺癌，常根据不同的组织学类型，酌情配用相应的中药。肺腺癌多伍以清热解毒抗癌中药，如白花蛇舌草、半枝莲、蜀羊泉、夏枯草等；肺鳞癌则多用化痰散结、活血化瘀之品，如法半夏、山慈菇、制南星、莪术、露蜂房、桃仁、杏仁等；骨转移则配以骨碎补、补骨脂、杜仲、桑寄生、金毛狗脊以强腰壮脊；脑转移则常用熄风祛痰搜剔之药，如全蝎、蜈蚣、僵蚕、白附子、制南星等；伴肝功能异常者，加用五味子、垂盆草；伴胸腔积液者，加用猪苓、茯苓、桑白皮、葶苈子等泻肺利水；伴肺部感染者，常配以黄芩、夏枯草清热解毒，并加大鱼腥草及金荞麦用量；化疗期间出现血红细胞减少者，则加用鸡血藤、茜草、阿胶等。

徐老临证注重中西医结合。一方面，合理利用现代学的治疗手段，如放疗、化疗、分子靶向治疗及生物治疗等，强调综合治疗模式；另一方面，充分发挥中医优势，强调中医药在肺癌治疗各期的介入。予化疗期患者和胃化湿类中药，以畅中止吐；予放疗期患者养阴清热解毒类中药，以减轻放疗不良反应；予康复期患者健脾益气养阴类中药，以提高免疫功能；对晚期多处转移姑息治疗的患者，以健脾益气养胃为治法。

（2）养阴益气，肺肾同调。恶性肿瘤患者多为中老年人，常接受手术、化疗、放疗等多种治疗措施，这些治疗措施难免损伤正气，加之癌毒久羁，消烁津液，故多见气阴两虚证候。对此，徐老以养阴益气为基本治法，常用南沙参、北沙参、天冬、麦冬、黄精、玉竹、黄芪、太子参等药。同时，补肺不忘补肾，常用枸杞子、女贞子、桑椹、怀山药、石斛等药滋肾扶正。徐老认为，癌肿的治疗非朝夕可以收功，尤其是对处于自觉症状不明显状态的患者，更应徐图缓治。

（3）健脾益胃，顾护后天。徐老在肺癌的整体治疗过程中，尤其重视顾护脾胃，鲜用苦寒攻伐之品，强调补中有运、补而不滞、攻图以缓、攻不伤正。化疗、放疗以及长期服用苦寒攻伐中药，都可造成脾胃的损伤，患者常出现面色少华、气短乏力、食欲下降、恶心呕吐、腹胀腹泻等脾胃气虚之象。如不及时纠正，则后天失养，正气不复，病程迁延，损及他脏，常规治疗亦可能被迫中断，导致病情恶化。因此，治疗中应始终顾护患者的后天之本，重视调理脾胃，脾胃健运、升降相宜则正气得以化生。

另外，徐老认为，长期大剂量使用苦寒清热攻伐抗癌之中药，未必可达抗癌之目的，反而徒伤胃气，弊远大于利。临床观察发现，若一味投以苦寒攻伐之品，患者常因药物苦涩难以下咽，食后呕吐，久之拒绝服药；更有患者因药物损伤脾胃，饮食不下，生化无源而致正不胜邪，病情恶化。故顾护胃气十分重要，徐老常用白术、山药、白扁豆、焦山楂、焦神曲、鸡内金、砂仁、炒谷芽、炒麦芽等，以消食化积、生发脾胃之气。

3. 病案举隅

患者男，55岁，2010年4月30日初诊。患者于2009年10月出现咳嗽、咳痰，伴有颈肩部疼痛。PET/CT检查示：右下肺占位，多发肿大淋巴结，肝内低密度结节，右肾上腺结节，颈椎、胸椎、腰椎多处骨破坏。肝右叶病灶穿刺病理活检提示：中—

低分化腺癌。予培美曲塞二钠+顺铂方案静脉化疗4个疗程,同时予唑来膦酸二钠静脉滴注,每月1次。刻下:左肩部疼痛,纳谷不馨,无咳嗽,二便正常,寐差;舌红、苔薄黄,脉细沉滑。诊断:西医诊断为肺癌Ⅳ期,中医诊断为肺积。辨证:肺肾阴虚,癌毒流注。治法:补肺益肾,益气养阴,佐以清热解毒。处方:南沙参12g、北沙参12g、石斛12g、黄芪12g、天冬15g、麦冬15g、仙鹤草30g、白花蛇舌草15g、金荞麦20g、山慈菇10g、鱼腥草20g、猪苓15g、茯苓15g、枸杞子15g、桑椹15g、怀山药15g、制黄精15g、山茱萸10g、骨碎补15g、补骨脂10g、杜仲15g、炒麦芽12g、炒谷芽12g、炙甘草3g。每日1剂,水煎,早、晚分服。

2010年5月28日二诊:腰痛趋缓,肩痛减轻;时有咳嗽,咳少量白色黏痰,晨起咳痰或夹血丝,大便干;舌红、苔少,脉细小沉。证属阴虚内热、挟毒内迫血络,治以清热宁络。上方去黄芪、补骨脂、猪苓,加白芍15g、藕节20g、白茅根30g、三七粉(分冲)4g、浙贝母10g。

2011年3月4日三诊:患者服用上药半年后,肩痛止,痰血未作,诸症缓解。在当地医院复查CT示:右下肺占位,病灶较前相仿,纵隔淋巴结较前略有缩小。纳食正常,二便调,寐安;舌红、苔薄黄腻,脉细滑。守法续进。以初诊方改仙鹤草15g,去补骨脂,加露蜂房10g。后以此方调理,患者病情稳定。

【按语】本案为Ⅳ期肺癌伴多发转移病例,患者年过五旬,为肺癌高发年龄段,病发即见多处转移。徐老认为,肺肾亏虚、气阴不足为其病理基础,癌毒消烁津液,更致阴亏,故见阴伤明显之象。癌毒流注,故见骨、肝、纵隔、肾上腺多处出现结节。本案采用益气养阴、清热解毒、化痰散结等药物组方。补肺益气养阴用南沙参、北沙参、黄芪、天冬、麦冬、制黄精,配以枸杞子、石斛、桑椹、怀山药、山茱萸等补肾,同时以白花蛇舌草、金荞麦、山慈菇解毒散结抗癌,标本同治。

该患者经多次化疗,肺阴耗伤更甚,致虚火灼伤肺络而咯血,故二诊时伍以藕节、白茅根、三七等清热凉血止血,以骨碎补、补骨脂、杜仲强筋壮骨治疗骨转移。后期仍以益气养阴、解毒散结守方出入,收效良好。

(八)徐荷芬辨治乳腺癌的临床经验及学术思想

运用WPS 10.1数据统计平台,运用COUNTIF函数运算法进行频数统计,使用 FREQUENCY 函数运算法进行概率分析，使用 WPS 对数据结果进行图形表达数据分析，以徐荷芬教授临证辨治思路为模型，运用中医基本理论，重点从乳腺癌不同时期的病机认识、辨治思路、临床用药等多方位、多角度进行经验探讨与总结。结果发现，病案数据共 200 诊次（200 人次），均为女性患者，统计显示，乳腺癌发病年龄分布在 18～75 岁，平均年龄 46.5 岁，35 岁以上者 160 例，占 80%；其中已绝经 120 例（60%），未绝经 80 例（40%）；分期中Ⅰ～Ⅲ期居多，占 70%，病理分型中绝大部分（93%）属于浸润型。

患者采用的治疗手段多样，其中使用化疗者 190 例（95%），未化疗者 10 例（5%）；使用放疗者 104 例（52%），未行放疗者 96 例（48%）；内分泌治疗 136 例（68%），未进行内分泌治疗 64 例（32%）；有手术史者 144 例（72%），未手术者 56 例（28%）。病理分型中 Luminal A 型有 96 例（48%），Luminal B（Her-2 阴性）16 例（8%），Luminal（Her-2 阳性）14 例（7%），Her-2 阳性 42 例（占 21%），基底样型 32 例（占 16%）。

证型分布以肝郁气滞型和气阴两虚最多，其中肝郁气滞型 60 例，气阴两虚型 56 例，肝肾阴虚型 40 例，脾肾阳虚型 30 例，其他型 14 例。治疗用药共 237 味，用药种类涉及范围广泛，药物使用频率高的前 20 味药物是甘草、白花蛇舌草、仙鹤草、石斛、南沙参、黄芪、白术、半夏、枸杞子、茯苓、蒲公英、郁金、桑椹、菟丝子、党参、杜仲、山茱萸、仙灵脾、白芍、当归。其中前 5 位常用药物的使用频率超过 90%。药物功效统计显示，抗肿瘤药物使用频率最高（99%），其次为养阴药（93%）、理气药（86%）、补阳药（52%）、活血药（48%）。统计显示，常用的 10 种抗肿瘤药物为白花蛇舌草、仙鹤草、蒲公英、山慈菇、僵蚕、夏枯草、土鳖虫、海藻、昆布、露蜂房。相关数据显示，徐老常用药对为仙鹤草与白花蛇舌草、南沙参与北沙参、党参与黄芪、天冬与麦冬、青皮与陈皮、鸡内金与炒谷芽（炒麦芽）、茯苓与赤芍、猪苓与莪术、苍术与白术、黄芪与牡蛎等。

综上，徐老认为，乳腺癌病变脏腑主要在肝、肾、脾，与冲任密切相关。病因涉及六淫外袭、情志不遂、饮食不节、久病体虚、冲任不调、放疗与化疗伤正等。病理因素以风、火、痰、浊、瘀、毒为主，并贯穿整个病理过程，是乳腺癌进展的关键因素。病性总属本虚标实或虚实夹杂，以正气亏虚为本，痰、瘀、毒互结为标。

本病证型有肝郁气滞证、气阴两虚证、冲任失调证、气滞血瘀、肝肾阴虚证、脾虚痰湿证、脾肾阳虚证、正虚毒炽证、有病无证。临床最常见肝郁气滞证、气阴两虚证、肝肾阴虚证及脾肾阳虚证4型。乳腺癌临床证候呈阶段性特点，术前以肝气郁滞、痰瘀互结为主，术后以气血亏虚、正虚余毒未清为主，放疗期以津液大伤、气阴两伤、痰热毒互结为主，化疗期以气阴两虚、肝胃不和、脾肾阳虚为主，巩固期以正虚邪弱为主、带瘤生存期以阴阳两虚、正虚毒炽为主。徐老治疗本病多辨证与辨病相结合，中西医互参，分期异治，注重扶正培本，多法驱邪，巧用药对，善用膏方，同时针药同用，内外合治，强调心身同治。临证用药多权衡正邪消长，抗肿瘤药常配合养阴药、理气药、补阳药、活血药等，特色抗乳腺癌药如白花蛇舌草、仙鹤草、蒲公英、山慈菇、僵蚕、夏枯草、土鳖虫、海藻、昆布、露蜂房等。

（九）徐荷芬治疗食管癌的经验

食管癌是一种常见的消化道恶性肿瘤，病死率在我国恶性肿瘤中居第4位，严重威胁人类健康。手术、放疗和化疗是食管癌目前主要治疗方法。由于大多数食管癌患者发现时已经处于进展期或已有他处转移，从而不能进行手术和放疗、化疗。食管癌患者典型症状为进行性吞咽困难，晚期食管癌患者多见乏力、口咽干燥、食少、进食困难，或伴疼痛等津气亏损或痰凝血瘀的症候。徐老认为，痰瘀阻滞、津气内伤是食管癌患者的常见病理机制，以下就食管癌痰瘀阻滞、津气亏损证治进行初步的理论探讨。

1. 对食管癌证机特点的认识

食管癌在中医学上多属于"噎""噎膈""积症"范畴。《黄帝内经·素问·通评虚实论》曰："隔塞闭绝，上下不通，则暴忧之也。"该病主要与饮食不节、七情内伤、年老久病体虚有关，痰、气、瘀交阻，津液耗伤，食管梗阻成病。徐老提出，在食管癌的发生过程中，正气虚弱是根本原因，而痰凝、血瘀等邪气侵凌是促使肿瘤发生的外部条件。食管癌患者整体状况往往较差，早、中期患者表现瘀、痰等实证，晚期以津伤、气损等虚弱为主者较多见。

（1）实邪责之痰瘀阻滞。肿瘤的形成主要与痰湿和血瘀密切相关。痰湿与血瘀既是发病的病因，又是疾病发生发展的病机所在。痰湿有形之物阻于食管，吞咽困难，水饮难下，食入即吐；瘀血结聚机体某一处，阻滞气血津液运行，从而产生疼痛、麻木、胀满、包块等症状。李中梓《证治汇补》谓："胃脘之血，为痰浊所致，日积月累，渐成噎隔反胃。"

中医认为，脾主运化，为后天之本、气血生化之源；胃主受纳，为"水谷之海""仓廪之官"。脾胃两脏相互为表里，胃喜湿恶燥，主腐熟水谷，脾喜燥恶湿，主吸收并转运水谷精微。脾通过主运化功能，参与人体气血津液的生成与输布，脾气健运，则气血生化有源。脾虚可致正气不足，运化功能失常，湿浊内生并停滞不行，"脾为生痰之源"，湿聚酿痰，痰气相搏，阻于食管，而见吞咽困难。脾统血，肝藏血。恼怒伤肝，肝失调达，肝气郁结，肝木不疏，木克脾土，脾不统血，久则可致血瘀；气滞、血瘀、痰浊三者互相搏结，阻于食管，饮食难下而发噎膈。正如清代徐灵胎所云"噎膈之症，必有瘀血顽痰逆气，阻隔胃气"。

津血同源，脉内血液与脉外津液互生互化，且津液、血液的运行都需要气的推动和调节。因津液和血液的生理联系，则有痰瘀互结，痰多挟瘀等，痰阻则血难行，血瘀使痰难化。痰凝日久，则致血瘀，瘀血内阻，致痰愈结，痰瘀阻滞，则病难解。

（2）正虚责之津亏气损。大多数食管癌患者在病情发现时已趋于中、晚期，经手术治疗后耗气血，伤津液，属中医虚证范畴。徐老指出，放射线多为热邪，热易伤阴，放疗后食管癌的证型由痰瘀互结为主变为津气亏损为主。

气与津液相对而言，气属阳，津液属阴。气能生津、行津、摄津，而津能载气、生气。脾胃脏腑之气旺盛，气化功能正常，人体津液充足；反之，脾胃脏腑之气虚衰，气化功能减弱，易致津液生成不足。若气虚推动无力，或气滞运行不畅，皆可引起津液输布排泄障碍，导致水湿停聚，痰饮内生，气不行水或气不化水。津液输布及排泄障碍，停聚不行，则气机升降出入运动亦随之不利，即水停气滞。《金匮要略心典·痰饮》曰："吐下之余，定无完气。"津液输布运行受阻，使气机郁滞不畅，则为津停气阻。清代莫枚士《研经言·原营卫》曰："荣行脉中，附丽于血；卫行脉外，附丽于津。"津液载气之功能失常，则气随津脱。而津液不足日久，亦可继发气虚之证，则病迁延难愈。

综上，徐老强调食管癌早、中期以痰、瘀或痰瘀互结为主，津液初伤；晚期脏腑衰败，以津亏、气损两虚证候为主。

2. 食管癌痰瘀阻滞、津气亏损证的局部辨证和整体辨证

辨证论治是中医的精髓。局部辨证是辨证论治的重要组成部分。中医理论指导下的当代肿瘤辨治，要求局部辨证与整体辨证相结合。徐老认为，食管癌痰瘀阻滞证是局部气血瘀阻，痰凝所致，最后引发整体症状；食管癌津气内伤证是由于局部痰瘀阻滞，津液输布运行受阻，津停气阻，气机郁滞不畅，气郁化火伤津。所以，食管癌可以是局部痰凝瘀阻造成，然后延及全身，显现全身症状，津气亏损，此时已至晚期。如食管癌肿痛辨证，除了整体辨证以外，根据局部肿痛是剧痛还是隐痛，皮温是否灼热，肿块坚硬还是柔软，辨别是实证还是虚证，属热还是属寒。食管癌早期症状主要是吞咽困难，或伴疼痛等局部症状，而全身症状不典型。食管癌痰瘀阻滞证，血瘀、痰浊互相搏结，阻于食管，饮食难下而成吞咽困难；食管癌津气亏损证，津伤气耗，食管失于津液濡养滋润，使饮食难下。食管癌的疼痛有虚实之别，虚痛因正气亏虚，津气亏损，机体失于润养而痛，实痛因痰湿凝结、瘀血阻络、不通而痛。局部肿瘤是机体脏腑功能失调的部分反映，局部病灶反过来又阻碍了机体的阴阳平衡运动，从而使患者体质呈现某些偏盛偏衰失调，在综合因素的作用下发病，表现为一定的证候。随着病情的发展，症状可能累及多脏腑、多经络而呈现全身性症状，如长期水谷不进，气血生化乏源可致乏力、消瘦、肢冷畏寒、动则汗出等，食入即吐时又可引发恶心、呕吐等全身症状，在疾病严重时，全身症状往往与局部症状并存。食管癌痰瘀阻滞、津气亏损证不能片面强调局部辨证或整体辨证，应准确把握当前阶段的症状，该症状以局部表现为主，则重点在局部辨证，若呈现全身症状为主，当以整体辨证为先。局部辨证和整体辨证相结合，有利于早期诊断，早期治疗，既病防变。

3. 食管癌痰瘀阻滞、津气亏损证与截断传变

徐老指出，食管癌痰瘀阻滞证和津气亏损证是癌瘤发生发展过程中两个不同的证候，这两个证候一般不是并列关系，而是先后关系。在放、化疗前后，这两个证型会发生变化，此时要防止食管癌的复发与转移，避免失去手术机会。化疗、放疗虽可暂时缓解症状，但可严重影响患者生存质量，且食管癌的复发与转移又常使治疗失败，成为患者死亡的主要原因。血瘀、痰凝皆是外在因素，亦是癌瘤复发转

移的重要条件。

放疗中放射线多为热毒之邪，蕴结于内，易于耗伤气血，多见于食管癌津气亏损证，故用药多以生津益气、凉补气血为法，在放疗前就予患者服用，运用此种方法，可有效地减轻患者放疗后的不良反应，从而尽可能保障其顺利完成放疗，进一步发挥放疗对疾病的治疗作用。

化疗药物的使用，在杀伤肿瘤细胞的同时，亦会损害人体正常细胞，造成肝脾亏虚，多见于食管癌痰瘀阻滞证，此时中药的治疗应该针对化疗后患者将要出现的胃肠道不良反应做出估计，在化痰消瘀、疏肝健脾的基础上，加用对症中药，最大程度地改善患者的消化道不良反应。

截断传变，即治未病中既病防变的思想，可通过化痰、消瘀、生津、益气及机体整体调节等积极主动的治疗，减轻患者临床症状。截断传变思想应该贯穿食管癌痰瘀阻滞、津气亏损证治的临床应用始末，从生理和心理上更好地改善患者的生活质量，延长患者生命。

4. 食管癌痰瘀阻滞、津气亏损证辨治常用中药

徐老认为，食管癌的治疗应该局部与整体相结合，辨证用药。食管癌中医辨证前中期多为痰浊、血瘀，后期多为津伤、气损，治宜理气化痰消瘀。根据患者的体质和病症特点选用合适的解毒散结抗癌法。食管癌常见的抗癌散结中药有山慈菇、泽漆、肿节风、白花蛇舌草、鬼箭羽、威灵仙等。临床择药痰瘀阻滞证可用仙鹤草、石打穿、瓦楞子、泽漆、八月札、九香虫、莪术等化痰消瘀之品；津气亏损证多选用党参、太子参、黄芪、麦冬、南沙参、北沙参等生津益气，兼顾补肺胃之阴。

痰湿阻遏气机，气郁日久，化热成毒。热毒为阳邪，可促进肿瘤生长，临床常用燥湿化痰药配合清热解毒药抗癌，如砂仁、陈皮、白术、半夏、金银花、白花蛇舌草、夏枯草、蒲公英、半边莲等。

瘀血阻滞经络，经络不通则发生疼痛。临床上治疗食管癌常配伍行气破血、逐瘀化痰药物进行治疗、预防肿瘤复发与转移，如大黄、䗪虫、桃仁、赤芍、莪术、急性子、青皮、三棱等。

在疾病的晚期，患者水谷难进，脾胃衰败，肝肾亏虚，正气大量消耗，津气亏损。用药当以补益脾肾、活血止痛为主，稍加攻邪之药，如熟地黄、黄芪、茯苓、泽泻、急性子、延胡索、桃仁、土鳖虫等。

5. 病案举隅

患者女，50岁，患者因"进食梗阻"进行胃镜检查提示，距门齿30～35cm隆起病变。2016年7月19日行食管癌根治、空肠造瘘术。术后病理提示浸润型中低分化鳞癌。脉管内见癌栓神经侵犯，EGFR（－）。术后给予注射用紫杉醇脂质体＋奈达铂化疗2个疗程，目前放疗。复查CT：食管癌术后，术区未见异常，右肺叶钙化结节较前相仿。患者既往有左氧氟沙星过敏史。刻下：胸骨后刺痛，痛有定处，咽食梗阻不畅，潮热盗汗，易疲劳，大便干结，舌红少苔，带裂纹，脉弦涩。诊断：西医诊断为食管中下段中低分化鳞癌根治术后，中医诊断为噎膈。辨证：痰瘀阻滞，津气亏损。治法：化痰消瘀，生津益气。处方：柴胡6g，枳壳6g，香附6g，赤芍10g，白芍10g，川芎6g，白蒺藜12g，沙苑子12g，南沙参12g，北沙参12g，天冬10g，麦冬10g，枸杞子15g，白花蛇舌草15g，蜀羊泉10g，法半夏10g，陈皮10g，生麦芽15g，炒麦芽15g，炙鳖甲（先煎）15g，仙鹤草15g，石斛10，炙甘草6g。共30剂，每日1剂，水煎服，早、晚分服。

2016年9月12日二诊，患者自诉胸骨后刺痛减轻，盗汗消失，近日胁痛不适，大便日行1次，精神萎，纳谷可，寐尚可，舌质黄，苔薄黄，脉弦滑。处方：原方改南沙参为30g、北沙参为30g。共30剂，每日1剂，依前法煎服。

2016年10月20日三诊，患者自诉症状已基本好转，胸骨后刺痛消失，胁痛不显，精神略差，大便日行2次，纳谷可，寐可，舌质红，苔薄黄，脉右细左弦。处方：2016年9月12日方改南沙参为15g、北沙参为15g，加夏枯草10g、郁金10g、茯苓15g、山药20g，去川芎、白蒺藜、沙苑子。续服14剂，巩固治疗。守此方加减服用至今，患者胸骨后疼痛消失，纳谷可，二便正常，寐可，复查CT提示：食管癌术后状，右肺叶钙化结节较前相仿，余肺纹理未见明显异常密度影。病情稳定。

【按语】患者为食管中下段中低分化鳞癌根治术后，来诊时收集病情信息如上。患者痰瘀互结，阻于食管，故见咽食梗阻不畅；瘀血阻络、不通而痛，可见胸骨后刺痛；津液耗伤，阴虚，则潮热盗汗；气虚，失于濡养，则易疲劳。舌红、少苔、带裂纹、脉弦涩，则是津伤，血少血瘀。方中柴胡疏肝理气，枳壳、香附、赤芍、陈皮、川芎行气化瘀活血，白花蛇舌草、蜀羊泉、炙鳖甲、仙鹤草清热散结抗癌，南沙参、北沙参、天冬、麦冬、石斛滋阴养液，白蒺藜、沙苑子、枸杞子益肝肾，生麦芽、炒麦芽健脾和胃。徐老倡导消补兼施，扶正为先。全方滋阴养液，活血祛瘀，扶正抗癌。

（十）徐荷芬治疗中、晚期胃癌的经验

徐荷芬教授从事中西医肿瘤临床与科研工作数十载，诊疗经验丰富，临床疗效显著。现将徐荷芬教授治疗中、晚期胃癌的经验及学术思想特点总结如下。

胃癌是一种发病率、病死率均很高的恶性肿瘤，我国胃癌发病率占全球的50%以上。由于术后复发转移率居高不下，以及诊断时50%以上为晚期，医学领域正面临着严峻的挑战。在治疗中、晚期胃癌中需要发挥中医药优势。

1. 胃癌的中医病名

对于胃癌，古籍中没有明确的症候名，根据其临床表现，可归属于"胃脘痛""噎膈""反胃""伏梁""心下痞""痞满""积聚""癥瘕"等范畴。与其相关症状描述最早见于《黄帝内经·素问·阴阳别论》"三阳结，谓之膈"。《黄帝内经·素问·至真要大论》曰："胃脘当心而痛，上支两胁，甚则呕吐，膈咽不通。"《金匮要略》见"反胃"病名，曰："朝食暮吐，暮食朝吐，宿食不化，名曰反胃。"可见，中国古代医家对胃癌证候有不同的描述，但未见有明确的胃癌病名。因此，胃癌在历代医著中存在不同的症候命名，病机多不相同。现今国家中医药管理局以"胃癌"统称。徐荷芬教授认为，胃癌是多种胃脘部临床症候群的总称，临证时不可囿于此，需活学活用。

2. 胃癌的病因病机

李中梓提出："积之成者，正气不足，而后邪气踞之。"认为癥积的形成与人体正气不足有关，这是发病的前提条件。国医大师周仲瑛以"癌毒"立论，认为"癌毒"是引发脏腑功能失调，并受多种内外因素诱导而致病的一类特异性致病因子。花宝金教授认为，正气不足是胃癌发生的根本原因，胃癌是在正气相对虚弱的状况下，脏腑阴阳失衡，加之外邪侵袭，气滞、痰凝、血瘀、癌毒等病理产物在胃内积聚而成。徐荷芬教授通过临床实践认为，肿瘤的发生是由毒邪内侵，情志怫郁，饮食内伤，旧疾痼留，脏腑功能失调，正气亏虚，气血津液失常，气滞、血瘀、痰

浊、热毒等聚集于脏腑经络，相互搏结，日久成积，其基本病机属本虚标实。胃癌的病机可以总结为：正气不足，气阴两伤，痰、瘀、毒痼结胃腑而发病。气虚不摄，致使癌毒流散是胃癌转移的重要机制。

3. 中、晚期胃癌的病机特点

根据徐荷芬教授的临证经验，概括为正虚为本、癌毒为标、多瘀多滞。

（1）正虚为本，气阴两虚为主。中、晚期胃癌既有局部病变，同时也存在全身症状。胃癌是素有胃疾，基于脏腑阴阳气血的失调，以正虚为基础，因外邪入侵，痰、湿、瘀、郁等，单个或多个病理因素，相互搏结，日久发病，聚积为癌毒，最终流散。目前采用的手术、放疗、化疗、靶向治疗、免疫治疗等，均在不同程度上损伤了人体的正气，导致了正气的虚损，癌肿却仍痼结不去，最终均表现为虚实夹杂的复杂证型。因此，徐荷芬教授认为，对待中、晚期胃癌，需注重整体观念，整体调治，扶正与祛邪同治，并且以扶正为主。首先，徐荷芬教授在治疗晚期胃癌时会不同程度地考虑脏腑、气血功能虚损，在扶正的基础上祛邪，而祛邪时也选用平和的药物，防止祛邪过度而损伤正气。其次，徐荷芬教授通过多年的临证积累，崇尚朱丹溪"阳有余，阴不足"的思想。在中、晚期胃癌的治疗中多选用益气养阴的治法为基础，以健脾益气，滋养胃阴，顾护脾胃。临证时常选用南沙参、北沙参、天冬、麦冬、玉竹、石斛、山药等。

（2）癌毒为标，贯穿疾病始终。徐荷芬教授认为，癌毒是中、晚期胃癌的病理因素，晚期胃癌均存在不同程度的癌毒。中、晚期胃癌以正虚为本，邪实的最重要原因在于癌毒痼结。癌毒既是中、晚期胃癌的致病因素，同样也是其病理产物，因此癌毒内盛是导致正虚更甚，最终致使正气溃散，癌毒流散、转移的症结所在，所以治疗上需要"解毒"。徐教授对解毒有自己的认识：①癌毒贯穿疾病的始终；②癌毒其性顽固、酷烈，易耗伤人体正气，最易导致气阴两伤；③多夹痰夹湿，缠绵难愈，因此需要长期治疗。基于上述特点选用药物多较平和，适合长期服用。

（3）多瘀多滞，兼杂发病过程。中、晚期胃癌，多数存在不同程度的瘀血或瘀毒，尤其是晚期胃癌，临床表现为肿块，淋巴结肿大且质地坚硬，肌肤甲错，舌质紫黯、瘀点、瘀斑或不同程度的疼痛，主要以刺痛、固定痛或夜间痛为主要表现。中、晚期胃癌还有明显的合并和兼证，同时伴有痰、湿、滞、毒。痼结难去，且疾病日久耗伤人体正气和阴津。因此，在治疗胃癌兼有瘀血表现的患者时，常根据辨证特点采取益气养阴、活血化瘀、祛湿化痰、散结消滞解毒等治法。

4. 徐荷芬教授治疗中、晚期胃癌的特点

健脾益肾，擅养气阴；清解癌毒，化瘀消滞；中西并举，各取所长；心身同治，医德高尚。

（1）健脾益肾，擅养气阴治其本。脾胃为后天之本，气血生化之源。癌毒为热邪，耗伤气阴，中、晚期胃癌多因癌毒日久，加之现代医学的多次治疗，多见不同程度的正气虚损，并以气阴损伤为主。徐荷芬教授在治疗中、晚期胃癌时崇《黄帝内经》"治中焦如衡，非平不安"，用药平和。如用党参或太子参、黄芪、白术、陈皮等健脾益气，用山药、砂仁、木香、白扁豆调和脾胃，用南沙参、北沙参、天冬、麦冬、石斛、玉竹、桑椹、枸杞子、女贞子、旱莲草养阴生津，同时滋补肝肾之阴，补益先天，滋养后天。同时用陈皮、茯苓、薏苡仁、泽泻健脾渗湿，用炒三仙、炒谷芽等健脾助运，消食导滞。使脾升胃降，水谷输布得司，滋养而不碍脾胃。徐荷芬教授用药多为甘凉、平补之品，性味平和，适合久服，既不闭门留寇，又不滋腻碍胃。

（2）清解癌毒、化瘀消滞治其标。徐荷芬教授认为，癌毒是中、晚期胃癌的致病因素，也是其病理产物，因此清解癌毒需要贯穿疾病治疗的始终，也是中医药需要长期治疗的理论基础。在治疗中、晚期胃癌时，徐荷芬教授根据现代药理和中药归经的特点，常选择白花蛇舌草、蜀羊泉、土茯苓、山慈菇、冬凌草、半枝莲、藤梨根、红豆杉等。并结合其多瘀多滞的特点，选用莪术、丹参、赤芍、三七、蜂房活血化瘀，半夏、南星、陈皮、焦山楂散结消滞。临床中徐荷芬教授慎用虫类药来解癌毒：①虫类药多数具有活血、破血的作用，可能会增加出血的风险；②部分患者服用虫类药后增加了肝、肾的负担；③虫类药价格普遍较高，长期服用可使患者的经济负担加重。

（3）中西并举，各取所长选其优。目前在中、晚期胃癌的治疗方面，西医主要通过手术、放疗、化疗、免疫治疗以及靶向治疗等，以根治或减轻肿瘤负荷，缓解全身症状，提高患者的生活质量，延长患者生存期，以及晚期长期带瘤生存。西医治疗主要是抑制、杀伤肿瘤细胞，或直接解除局部病灶，但其在治疗的同时也不可避免地存在很多不足，尤其是反复治疗的耐药、耐射线、高昂的费用已成为现阶段肿瘤治疗的难题。而中医药通过整体观，采用调整阴阳、扶正抗癌等方法，充分调动机体自身的免疫调节机制，配合药物治疗，在控制病情进展、减轻不良反应、提高患者生活质量方面有重要意义。徐荷芬教授认为，肿瘤疾病成因复杂，变化多端，不能拘泥于单一治法，而应及时汲取现代医学的诊断及治疗方法，同时充分发挥中医药的特色和优势，并结合患者病情及身体状况，合理采取治疗方法，中西医结合，优势互补，最大限度地减轻患者的痛苦。并且应分期治疗：化疗期间呕吐伤津，予化湿和胃、止呕生津之品；放疗期间灼伤阴液，予以清热解毒、养阴生津之品；后期免疫力低下，予以健脾、益气扶正之品。徐荷芬教授在辨证治疗中充分考虑各药效用的优化配伍，辨证与辨病结合，结合现代药理研究成果，针对相应的癌肿，酌加具有抗肿瘤细胞增殖、侵袭、转移功效的中药。晚期胃癌常用白花蛇舌草、石打穿、红景天、藤梨根等。中药药物联合，靶向用药，减少耐药。

（4）心身同治，医德高尚治其心。徐荷芬教授在临证治疗过程中发现，肿瘤的发生、发展、治疗效果及预后与精神心理因素密切相关。在长期的诊治过程中，半数以上的患者存在心理顾虑，包括焦虑、多疑、精神压力、经济压力，以及对长期治疗的安全性及有效性的顾虑等。所以，徐教授面对患者时总是竭力给患者以温暖和鼓励，消除他们的焦虑，增强他们战胜疾病的信心和勇气，使其保持精神的愉悦和心情的放松，让他们重燃生存的希望，并在诊治过程中尽力考虑外地患者的诊治便利，一般治疗有效者建议其每隔2～3个月复诊1次，减少复诊。并建立多个工作室、平台以尽力帮助患者。

5. 病案举隅

患者男，71岁，2017年1月17日就诊于江苏省中医药研究院（江苏省中西医结合医院）名医工作室。病史：2016年3月出现上腹饱胀不适，服药不能缓解，2016年5月在江苏省人民医院进行胃镜检查：胃窦癌，病理示中低分化腺癌。同年5月31日在该院行腹腔镜下胃癌根治术+胃空肠吻合术。术后病理：胃窦小弯侧腺癌，分化Ⅱ～Ⅲ级，肠型，肿瘤大小4.0cm×3.5cm×0.8cm，浸润胃壁肌层，胃小弯侧未见淋巴结转移（0/9），大弯侧见3个淋巴结转移（3/7），大网膜可见淋巴结转移（3/9），分期$pT_2N_2M_0$，术后予单药替吉奥胶囊60mg，每日2次，第1～14日，3周为1个疗程，化疗6个疗程，末次化疗时间为2016年10月8日。2016年12月常规复查PET/CT发现右肺1cm病灶（SUV值23.67）、肝右叶1.5cm（SUV值21.33）考虑高摄取灶为转移灶；癌胚抗原（CEA）30.67ng/mL。2017年1月17日就诊于江苏省中医药研究院（江苏省中西医结合医院）徐荷芬专家门诊。初诊时，患者担忧短期内复发，患者不愿行化疗及放疗。偶有右胁肋部不适，体力尚可，腹胀及矢气多，余未诉有异常，舌质淡、苔薄微腻，脉弦细。有头孢克洛过敏史；有饮酒史40年，每日白酒150～200mL，有吸烟史50年，每日20支；无胃癌家族史。初诊时，徐荷芬教授给予心理疏导，安慰患者，告知虽然在西医治疗过程中发现病灶进展，但目前可选局部治疗联合中医治疗，徐荷芬教授列举了多个长期生存和治愈的案例，患者才消除顾虑，在徐荷芬教授的建议下，开始口服中药治疗。辨证：胃痞病-气阴两虚，脾肾两伤，兼有湿毒。治法：益气养阴，健脾益肾，祛湿解毒。处方：党参15g，生黄芪20g，佩兰10g，法半夏10g，仙鹤草15g，蒲公英20g，山慈菇10g，女贞子12g，旱莲草12g，桑枝15g，川断12g，怀牛膝12g，茯苓15g，苍术10g，白术10g，枸杞子10g，杜仲10g，决明子12g，白花蛇舌草15g，炙甘草3g，山药20g。患者服药一个半月后复诊在江苏省人民医院查癌胚抗原28.33ng/mL，患者信心大增。二诊：苔腻及腹胀好转，上方去佩兰、苍术，加陈皮15g，南沙参12g，北沙参12g，沙棘10g、陈皮15g、藤梨根20g，继续服用2个月。在江苏省人民医院复查CT评价肺部及肝部病灶基本无变化，也无新发病灶，癌胚抗原缓慢下降。后患者一直在徐荷芬教授及其工作室复诊10余次，直至2019年9月16日，复查胸腹部增强CT：肺部病灶直径在0.8cm左右，肝部病灶未见增大。CEA维持在10ng/mL以下。单纯中药治疗患者长期生存，病情稳定，徐荷芬教授建议患者继续原方服用，每3～6个月复诊1次。

【按语】 患者胃癌术后复发，病情进展，拒绝行放、化疗。患者术后化疗后半年内即出现病情进展，肺、肝转移。徐荷芬教授认为，脾肾亏虚、气阴不足为其病理基础，癌毒消烁津液，致阴伤更甚。癌毒流注，故见肝、肺转移灶。本案采用益气养阴、健脾益肾、祛湿解毒等药物组方。予以山药、旱莲草、女贞子养阴，生黄芪、党参益气，苍术、白术、茯苓健脾，川断、杜仲、枸杞子益肾；蒲公英、白花蛇舌草、山慈菇、法半夏、佩兰清化癌毒，仙鹤草、炙甘草顾护正气，调和药物。二诊：湿毒好转，故去苍术、佩兰，防止祛邪过度而伤正，并加用南沙参、北沙参养阴，沙棘、陈皮健脾、助脾胃运化，藤梨根解毒抗癌，适合长期服用。徐荷芬教授在临证中选用陈皮、党参、黄芪、蒲公英、白花蛇舌草、山慈菇等经中药药理证实对胃癌有抑制作用的药物，真正做到辨病与辨证相结合，传统中药与现代药理相结合，提高了临床疗效。徐荷芬教授虽选方用药平和，却于平凡之中见神奇。

6. 总结

中、晚期胃癌是临床诊治的难点，无论是中医还是现代医学在针对中、晚期胃癌的治疗方面都感到很棘手。虽然临床新药在不断研发，但整但体治疗的效果仍不佳。中医药治疗晚期胃癌各有特点，总的治疗原则是扶正与抗癌。然而徐荷芬教授在治疗中、晚期胃癌时崇尚"以平为期"，在治疗上用药平和。针对晚期胃癌的特点，予以健脾益肾，擅养气阴，清解癌毒，化瘀消滞。适合胃癌晚期患者长期服用，达到治疗而不伤正，治疗而不伤脾胃。以中医长期治疗为基础，灵活运用现代医学局部治疗或加强性全身治疗，制衡亢害，达到阴阳平衡，每获良效，值得借鉴学习。

（十一）徐荷芬治疗大肠癌的经验

大肠癌是常见的消化系统恶性肿瘤。中国国家癌症中心（NCC）在2024年2月发布的中国恶性肿瘤疾病负担的数据显示，2022年中国结直肠癌新发病例数达51.71万例，死亡人数为24万例。大肠癌已成为中国第二大高发恶性肿瘤，仅次于肺癌，给社会和家庭带来了沉重的负担。大肠癌的主要治疗方法是手术治疗、化疗、放疗、靶向治疗及免疫治疗等。大量研究证实，手术治疗可以显著提高肠癌患者的5年生存率。然而，患者诊断为大肠癌时多为晚期，错过手术时机，只能选择放疗、化疗、靶向治疗及免疫疗法。大肠癌的化疗作为主要的辅助治疗手段常会带来一系列不良反应，如消化道反应、周围神经毒性、骨髓抑制等，严重影响患者的生活质量。近年来，靶向治疗及免疫治疗进展很快，延长了大肠癌患者的生存期，但适用基因治疗及免疫治疗的人群有限，对经济要求比较高，不良反应比较大，仍有很多患者无法适应或者耐受长期的西医治疗手段。

中医药经数千年的传承源远流长，在治疗肿瘤方面也取得了丰富的经验。中医药治疗独特的优势能缓解患者的痛苦，改善患者的生存质量，延长生存时间。徐荷芬教授从事肿瘤相关临床及科研工作数十载，临证经验丰富，见解深刻独到。现将徐荷芬教授治疗大肠癌的临床经验总结如下。

1. 大肠癌的病机

（1）肺与大肠同病。徐老常强调，治疗大肠癌时关键病位不可拘泥于大肠，其主要病位在大肠及肺，应注重肺与大肠同治。中医基础理论提出"肺与大肠相表里"，强调了肺与大肠的密切关系。《医经精义便谈·上卷》曰："凡大肠病，皆从肺来。"强调了肠道疾病与肺脏的密切关联。《黄帝内经·灵枢·经脉》云："肺手太阴之脉，起于中焦，下络大肠，还循胃口，上膈属肺。"提出肺经与大肠经相通，在疾病过程中两者可互相影响。肺气调达有利于大肠腑气通畅，故肠道积聚久则伤肺，而使肺之宣发肃降功能失调，临床也常见肠癌患者咳嗽、咳痰难愈。"肺主通调水道"，津液则可输布于大肠，使大便濡润而不干结，故当肺输布津液功能失调时，则可见大肠癌患者出现便秘、腹泻等症状。现代医学研究也提出，肠道菌群紊乱失调，会助长条件致病菌的生长，从而导致肠源性毒素移位入血，毒素会通过循环系统进入肺而损伤肺。

（2）湿毒互结。"大肠主津"强调了大肠有燥化作用。大肠为传导之官，湿邪可经大肠而出。大肠病久无力吸收水分，水湿积聚，郁而化热，湿热互结下注，迫使肠道失司。周仲瑛认为肿瘤的致病与"癌毒"密不可分，癌毒是在脏腑功能失调、气血郁滞的基础上，受内外多种因素诱导而生成，与相关非特异性病理因素杂合而为病，毒必附邪，邪盛生毒。《丹溪心法》也提到"脏毒者，蕴积毒久而始见"。故徐老提出，大肠癌是因湿邪日久，癌毒依附湿邪，两者相互搏结而致。湿邪与癌毒互结，肠道功能失调日久，积聚形成，临床多见脘腹胀满、腹痛、黑便、大便习惯改变等症状。

2. 大肠癌的治疗特色

（1）肺与大肠同治。《中西汇通医经精义》云："大肠之所以传导者，以其为肺之腑，肺气下达，故能传导。"强调了肺的宣发肃降功能对肠道传导功能的影响。因此，肺的宣发肃降功能对肠癌患者的治疗起着尤为重要的作用。徐老提出，肠癌的治疗中要将肺与大肠同治放在首要位置，用药时肺与大肠并重。临床治疗中，徐老治肺善用金荞麦、杏仁、浙贝母、地骨皮、玉竹、诃子、天冬、麦冬等中药。若患者肺热较重，出现咳重、痰多色黄等症状，一般用金荞麦、杏仁、浙贝母、地骨皮；若患者干咳或咳声不重、痰少难咳，常用玉竹、诃子、天冬、麦冬润肺止咳生津。徐老认为，肠道病多为湿热下注致肠道失司，多用马齿苋、败酱草、瓜蒌、鸡血藤清利肠道湿热。若患者出现大便干结、排便困难，可加用郁李仁、麻子仁润肠通便；若患者出现腹泻、肠鸣，可加用白术、猪苓、茯苓、泽泻等渗湿止泻。

（2）抗癌解毒利湿。徐老认为，抗癌解毒需在肠癌治疗中贯穿始终，如《医宗必读》所说"正气与邪气，势不两立，若低昂然，一胜则一负"，故抗癌解毒有助于正气恢复。徐老常用的抗癌解毒药有仙鹤草、白花蛇舌草、鬼箭羽、山慈菇等。现代医学研究证实，白花蛇舌草、仙鹤草具有调节免疫、抑制肿瘤细胞增殖的功能，鬼箭羽对肿瘤细胞有抑制作用，山慈菇对大肠癌细胞株有细胞毒性作用。此外，应根据大肠癌分期对用药剂量进行相应调整，早期正气较盛可攻毒，用药可为常规剂量；晚期患者正气虚衰，不宜过分攻伐，用药剂量宜轻。湿邪则选择泽泻、猪苓、茯苓、苍术等祛湿利水，湿邪除则癌毒无处依附，癌毒便也可祛除。因此，大肠癌的治疗中祛湿与抗癌解毒两者是相辅相成的。

（3）扶正护胃。肠癌患者多经过手术治疗、放疗、化疗等，故常正气大伤，常见神疲乏力、少气懒言、面色少华等症状。"正气存内，邪不可干"，所以肿瘤治疗时需注意扶助正气，正气盛则邪衰，有助于肠癌患者改善预后，提高生活质量，临床常用南沙参、北沙参、党参、黄芪等益气养阴，固本扶正。同时，大肠癌患者也需注意顾护胃气，《黄帝内经·素问》云："五藏者，皆禀气于胃，胃者，五藏之本也。"同样强调了胃气的重要性。徐老一般用薏苡仁、白术、山药等药健脾养胃，以助胃气濡养五脏，帮助患者恢复正气。食欲不振者，可加用炒谷芽、炒麦芽、神曲等健胃消食。

3. 病案举隅

患者男，66岁，2018年3月18日初诊。主诉：肠癌术后1年，化疗后6个月，发现肺转移1个月。患者2017年3月因反复右下腹痛于南京市江北人民医院就诊，2017年3月20日肠镜检查示：结肠区见巨大隆起型病灶，病理示：结肠肝曲腺癌。2017年3月28日患者于南京中大医院行根治性右半结肠切除术，术后病理示：右半结肠中分化腺癌，肿瘤大小5.0cm×4.5cm×2.0cm，周围淋巴结（1/13）见癌转移，分期为ⅢB期。免疫组化：β-微量蛋白（散在+），ERCC1（-），Her-2（+），COX-2（-），p53（+），Ki67约40%（+），Pgp（+），VEGF（-），EGFR（+），nm23（+），GST-π（++），CD34（+），S100（神经+）。术后进行化疗6次。具体方案：奥沙利铂0.1g（第1、第5日）+亚叶酸钙0.2g（第1～5日）+替加氟1.0g（第1～5日）。化疗至2017年9月6日结束。后于2018年2月3日复查CT示肺部有微小转移灶；肿瘤指标：CEA 18.63ng/mL，CA125 35.5U/mL，CA199 355.2U/mL，NSE 19.07ng/mL。患者目前消瘦明显，有时腹部隐痛，咳嗽、痰黄、量不多，口干，夜间尤甚，纳寐尚可，二便尚调。舌红、少苔，脉细。治法：清肺润肠，抗癌解毒。处方：南沙参12g，北沙参12g，石斛10g，白术12g，白芍12g，仙鹤草15g，白花蛇舌草15g，生薏苡仁20g，枸杞子15g，桑椹15g，怀山药15g，制黄精15g，金荞麦20g，杏仁12g，浙贝母10g，马齿苋10g，瓜蒌10g，山慈菇10g，红景天12g，甘草3g。14剂，水煎服，早、晚分服。

2018年8月25日二诊：患者诉服药后精神状态较前好转，腹部隐痛好转，咳嗽及口干症状得到缓解，体重较前有所提高。目前患者食后腹胀，纳寐一般，二便正常。舌红、苔腻，脉细。2018年8月21日复查CT：肺部病灶与前片相仿，未见明显差异；肿瘤指标：CEA 6.21ng/mL，CA199 110.3U/mL。此症应为气机不畅，湿热之邪没有去路，故原方去石斛，加用陈皮10g、青皮10g、泽泻10g以宽胸理气，祛湿利水。14剂，煎服方法同前。

2019年6月17日三诊：患者目前精神状况可，食欲一般，睡眠尚可，大便日行1次。舌红、苔微腻，脉细。上方去青皮、瓜蒌，继续服用，同时加服院内制剂消瘤胶囊扶正抗癌，每次3粒，每日2次。嘱患者适当锻炼，保持心情愉悦。

【按语】初诊时患者出现咳嗽、痰黄、口干症状，可见肺之郁热在内，津液耗伤；腹部隐痛，消瘦明显，结合肿瘤指标升高明显，可见癌毒较重；患者老年，肠癌后进行了手术治疗及6次化疗，损伤正气，癌毒且盛，则正气大伤。故徐老治疗重视清肺与大肠之热，同时扶正抗癌解毒。二诊时患者腹部隐痛好转，且已无明显咳嗽、口干等症状，结合 CT 及肿瘤指标结果，可见癌毒较前有所控制，然诉食后腹胀，且舌红、苔腻，可知气机升降失常，致湿热郁于内，应调理气机，使得湿热之邪可出。故原方去石斛，加用陈皮、青皮、泽泻。三诊时患者症状较前稳定，无特殊不适，故去青皮、瓜蒌，以此方清肺润肠，扶正抗癌，并口服院内制剂消瘤胶囊以助抗癌消瘤，以获良效。

4. 总结

现代医家治疗大肠癌多从脾虚、湿热入手，从"肺与大肠相表里"入手治疗肠癌者甚少，仍有待进一步进行临床试验研究。徐老指出，中医辨证不可拘泥于局部，应始终遵循中医辨证的整体观，因此大肠癌也应从整体去辨证，由大肠及肺，由癌毒及正虚，掌握疾病对人体的整体影响，方能获得良效。徐老在临床辛勤耕耘数十载，不断钻研延长肿瘤患者生存时间、改善肿瘤患者生活质量之法，其见解深刻，遣方用药自成一派，疗效卓著。笔者幸而侍诊抄方在侧，浅析徐老治疗大肠癌之经验，以供医者借鉴。此外，癌症患者的治疗也离不开患者的心身调节及适当锻炼，医者在疾病诊治的过程中应起到积极正面的作用，多倾听患者的忧虑，给予患者适当的鼓励及正确的引导，帮助患者树立战胜疾病的信心，积极配合治疗。

（十二）基于"同气相求"理论的大肠癌临证应用

"同气相求"始见于《周易·乾卦·文言》，形容相同的事物之间可以产生感应且相互依存，即声律相同就会产生共鸣，气息相同就会相互吸引。"同气相求"中"气"的含义之一特指哲学概念，即构成宇宙万物的物质。中医学领域中的"同气相求"泛指具有相同本质属性的事物之间相互联系且相互影响，同气相求的自然感应论几乎贯穿整个中医理论体系。

大肠癌包括结肠癌和直肠癌，其发病率和病死率分别居全球癌症发病和死亡的第 3 位和第 2 位。目前大肠癌的治疗包括手术、放疗、化疗、靶向治疗和中医药治疗等多种治疗手段，术后放疗、化疗、靶向治疗不良反应明显，费用昂贵，多数患者无法接受。现代相关研究结果显示，中医药治疗大肠癌作用显著，且具有经济实惠、不良反应小等优点。下面从"同气相求"理论角度，列举"反佐疗法""肺肠合治"两个治法，探讨中医药治疗大肠癌的临证应用。

1. "同气相求"与大肠癌

（1）大肠癌的病症特点。先秦时期，中医学就对肠道肿瘤有了认识，虽没有明确的"大肠癌"病名，但"肠覃""锁肛痔"等病症描述与之类似。大肠癌的病因包括六淫、情志、饮食等，而正气亏虚是肠癌发病的根本原因，加上脾胃运化失常，致气滞、瘀血、痰浊、热毒等蕴结肠道，日久形成肿块。

目前已有的大肠癌辨证分型有湿热下注证、瘀毒内阻证、气血两虚证、脾肾阳虚证等，已有的分型并不完全适用于临床患者证候，辨证通常结合各医家经验，因而尚无统一辨证论治的标准。徐景藩认为，大肠癌的发生是由于人体正气不足，脾肾两脏亏虚，气虚血弱，湿热毒瘀蕴结肠腑，发为本病。王禹堂认为，大肠癌的根本病理因素是湿和毒，病位在肝、肾、脾，基本治法为健脾化湿解毒。周仲瑛认为，大肠癌的基本病机为脾胃虚弱、湿热浊瘀，常以健脾升清、降胃燥湿、清热化浊为治则形成复法大方。现代相关研究表明，大肠癌的临床辨证分型以湿热蕴结证、脾肾阳虚证、气血两虚证、气滞血瘀证为主。综上，大肠癌的病位常在肺、脾、肾三脏，基本病理改变为脾虚，形成脾虚为本、邪实为标的虚实夹杂之证，治疗以健脾为要点，配合清热、化瘀、祛湿、解毒等治法。

（2）"同气相求"的临证应用。

1）反佐疗法。"反佐"一词首见于《黄帝内经·素问·至真要大论》。寒热反佐、配伍反佐、服药反佐、外治反佐、炮制反佐皆属于反佐疗法范畴。初略观察，反佐疗法中运用相反的性味或功效的药物、服法、治法、制法等，经仔细揣摩后发现最终达到缓解症状或治疗疾病的目的是一致的，这与"同气相求"思想有异曲同工之妙。

张景岳所言"以热治寒而寒格热，则反佐以寒而入之……是皆反佐之义"，说明寒热反佐常用于寒热格拒。配伍反佐是指使用与主药不同性味、相反作用的药物而能助主药治疗疾病的配伍方法。从释义来看，寒热反佐属于配伍反佐。《医原·用药大要记》提到"用药治病，开必少佐以合，合必少佐以开……有如此者"，表明配伍反佐还包括升降、开合、补泻、润燥、散敛配伍等法。服药反佐是指治寒病用热药而凉服，治热病用寒药而温服，为了达到更好的引药入里而不出现格药而出的效果。大肠癌晚期患者，经过寒凉药物化疗后，寒性凝滞耗伤脾阳，日久形成阴寒之证，常出现食入即吐、脘腹疼痛、乏力、畏寒、泄泻或便溏等症状。阴寒日久，阴阳两虚，寒热格拒，单纯治以温阳之法未必能起效，而在热性药对中加入少许寒药或热药凉服，常取佳效。炮制反佐是将性味相反而功效协同的药物与主药一同炮制后取主药入药，能去除主药偏性，同时增加药效。外治反佐含义有三：①外治法的药性与内服的药性相佐；②外治的部位与病位相佐；③外治法中配伍的药物相互反佐。中药灌肠法联合化疗方案提高临床客观疗效和疾病控制率、中药外敷浸泡法及针灸穴位灌注降低术后或化疗后不良反应等相关研究均表明，外治与内治相结合已广泛应用于大肠癌的中医药防治。中药灌肠方大部分由清热解毒药、祛瘀化湿药组成，常于方中配伍甘温之白术、辛热之附子反佐，此为外治配伍反佐。例如，大肠癌术后患者胃肠功能紊乱，可针刺足三里、三阴交、绝骨等穴位，此为外治部位反佐；又如，治疗化疗后大肠癌患者阴虚内热型恶心呕吐证，常内服清热止呕剂配合附子、生姜等热性药物敷脐，这是外治内服药性相佐。

由上，反佐疗法之变通妙用在大肠癌中医药治疗中无处不在，其余如升降、开合等反佐之应用不胜枚举，这为临证治疗大肠癌提供了思路。

2）肺肠合治。《黄帝内经·灵枢·本输》提出的"肺合大肠，大肠者，传导之腑"及《黄帝内经·灵枢·九针论》提出的"手阳明太阴为表里"是"肺肠合治"的理论本源，两脏两经，气血贯通，阴阳相配，互为表里，同气相求。现代相关研究表明，在胚胎发育、生理病理、微生态学、免疫系统等方面，肺与大肠均有不可分割的联系。因此，"肺肠合治、同气相求"有其理论基础及现代研究基础。

肺与大肠同气相求使两者病变之间相互传变，即肺病及肠、肠病及肺。大肠癌实证常由湿、热、瘀、毒壅结于肠道，形成有形之邪，虚证则以脾虚为主。大肠癌辨证分型中的湿热蕴结证以下腹疼痛、大便带血、里急后重、肛门灼热及舌红、苔黄腻、脉滑数为主症。根据"盖肺主一身之气，气化则湿亦化也"，提示宣肺是祛湿的要点，在治疗本证时宜开宣肺气。湿热蕴结肠道，理应宣肺以清肠实。宣肺之品以桔梗、麻黄、杏仁等药为代表，在"腑病以通为用"理论之上，配合通腑之品如薏苡仁、茯苓、泽泻等，与治疗主证清热化湿、解毒抗癌的主药相伍，从而使肺气宣、气化利、肠腑通，宣上导下，相得益彰。脾虚气滞证的患者常出现腹痛腹胀或腹内结块、肛门重坠、大便带血、神疲肢倦、形瘦纳少等症状。治疗上在健脾益气的同时，应结合肺主一身之气的生理功能，通过补肺以调畅全身气机。根据叶天士的"久病入络"理论，湿毒、热邪、痰饮、瘀血等病邪阻滞于肠腑，气血运行受阻，致气滞血瘀、瘀毒内结而发为大肠癌。因此，补肺气，滋肺阴，宣通三焦气机，在治疗脾虚气滞型大肠癌患者中有着重要意义。常用太子参、黄芪、麦冬、黄精、沙参、百合等补益肺金，用地榆、槐花、赤芍、茜草、紫草等活血化瘀，用白花蛇舌草、白头翁等清热解毒，配合木香、当归、白芍等调和气血。

2. 病案举隅

（1）古籍医案。《医学衷中参西录》中一则医案写道：曾治警务处科员孙俊如，年四十余，其人管考取医生，精通医学。得肠结后，自用诸药以开其结，无论服何等猛烈之药，下行至结处皆转而上逆吐出。势至危急，求为诊治。为制此汤，服未尽剂而愈。愈后甚喜，称为神方。具体方药：净芒硝六两，鲜莱菔八斤，用水将芒硝入锅中熔化，再将莱菔切片，分数次入锅中煮之，至烂熟，将莱菔捞出，再换以生莱菔片，屡换屡煮。分两次服下。服一次后，迟三点钟若不见行动，再将二次温服下。

【按语】本医案为被誉为"轩岐之功臣、医林之楷模"的张锡纯的一例典型医案。肠结病的主要临床表现有腹痛、呕吐、腹胀、便闭等，类似于现代医学肠梗阻。书中记载若出现腹痛、呕吐症状尤为难治，其原因是若单纯投以开结之药，还未等药力施展，所服药物已随即吐出。上述汤药中使用鲜莱菔，煮稠饮汁，使其性微凉，味甘且淡，口味甚好，还可加入食料，因而服用之后不吐。芒硝软坚破瘀之力峻猛，用莱菔浓汁调和其性，故开破之力减而开结之效增。以甘淡之莱菔配伍咸寒之芒硝，泻补兼施，润燥相合，体现配伍反佐。且凉药温服，引药入里，所以药入不拒，从而发挥药效。

（2）现代医案。患者陈某，男，2016年6月2日初诊。主诉：结肠癌术后6月余，化疗3个疗程后。病史：患者于2015年1月无明显诱因下出现大便次数增多，呈褐色，不成形，无黏液脓血便。于2015年12月进行肠镜检查示：横结肠病变（缺血性肠病可能性大），乙状结肠新生物（结肠癌?），结肠多发息肉。同年12月23日行结肠癌根治术。术后病理示：乙状结肠腺癌Ⅱ级，溃疡型。于2016年1月21日行FOLFOX6方案化疗2个疗程，2016年3月19日改为FOLFIRI方案化疗1个疗程。刻下：患者精神可，乏力，畏寒，饮食不佳，恶心欲吐，大便每日2～

3次，便质稀黄，腹胀腹痛，夜寐一般，舌淡胖、苔白，脉沉细。中医诊断：肠癌、呕吐、泄泻病。辨证：脾阳气虚，湿浊中阻。治法：益气温阳，化湿祛浊。方以理中汤、香砂六君子汤加减。处方：党参15g，炒白术12g，陈皮10g，炒白芍12g，姜半夏12g，茯苓15g，薏苡仁20g，木香6g，川芎10g，南沙参15g，北沙参15g，川石斛12g，仙鹤草15g，白花蛇舌草20g，干姜6g，枸杞子15g，怀山药15g，制黄精15g，丹参12g，生甘草3g。每日1剂，连服14剂。

2016年6月28日二诊：患者诉纳食仍不佳，腹胀腹痛好转，饮药后有恶心欲吐，大便稀溏，复查肿瘤标志物、CT未见明显异常变化。上方去木香、川芎、炒白芍、炒白术改为15g，加桔梗12g，杏仁12g，焦楂曲6g。每日1剂，连服14剂。嘱其凉服。同时予以耳穴压豆：贲门、胃、神门、交感，每日5次，每次2分钟；中药热盐包（吴茱萸、生姜、制附片、川楝子）3包，每日1次，每次30分钟，取穴：中脘、内关、足三里穴。

2016年7月19日三诊：患者诉饮食可，无明显腹胀、腹痛，恶心欲吐症状明显好转，大便日行1~2次，便质软而成形。中药热盐包隔日1次，耳穴压豆每日3次，中药内服方续用上方，随访。

【按语】本案系徐荷芬教授治疗大肠癌术后化疗后患者验案1则。病机为脾虚湿阻。患者症状显著好转的原因分析如下。其一，重视调理脾胃之气。脾胃为后天之本，是气血生化之源，调理脾胃功能是治病求本的体现。方中党参、炒白术、茯苓、陈皮、姜半夏（香砂六君子汤加减）等健脾益气、理气燥湿，旨在恢复脾胃功能，使其运化正常，气机顺畅，则胃气以复，饮食不佳症状好转。其二，巧妙运用反佐疗法提高疗效。本案涉及的反佐疗法有寒热反佐、外治反佐、服药反佐。方中大部分药物性味为辛、温、热，同时配伍甘凉之药如薏苡仁，苦寒之药如丹参，甘寒之药如沙参及石斛，以此制约热药温燥伤阴且引药入里，防止药入格拒，此为寒热反佐。耳穴压豆及中药热敷包取穴均体现外治部位反佐，外治与内服相结合且药性相反则体现外治配伍反佐。热药凉服则体现服药反佐，谨防饮药而出，难以到达病所。其三，整体观念贯穿始终。本案病在胃肠，涉及肺、肝、肾三脏。患者腹胀、便溏，调理脾胃功能的同时，使用桔梗、杏仁等宣畅肺气，沙参、石斛等润养肺阴，旨在恢复肺主一身之气的生理功能，使肠胃气机畅通而改善腹胀，传化功能正常则便溏好转，即"肺肠同治"。除此之外，遣方也不忘运用滋补肝肾、解毒抗癌之品，整体调治，因而取效。

3. 总结

中医药治疗大肠癌疗效显著，且有增效减毒、延长患者生存期、改善患者生存质量等优势。"同气相求"的理论在治疗大肠癌中应用广泛，我们就"反佐疗法""肺肠合治"两种治法进行举例说明，发现"反佐疗法"中尤其是寒热反佐及外治反佐法，能有效减轻大肠癌患者术后或放、化疗后药物的不良反应。"肺肠同治"主要指治疗脾虚气滞型大肠癌患者时要注重补肺气、滋肺阴，宣通三焦气机，故遣方时常用太子参、黄芪、麦冬等补益肺金之品。"同气相求"理论内涵丰富，远不止于文中所提及的治法。目前中医药在大肠癌防治中有着不可忽视的地位，但在提高临床疗效、阐明作用机制等方面还需不断思考与探索，以期为大肠癌患者提供更好的服务。

（十三）徐荷芬治疗原发性肝癌的经验

原发性肝癌是我国常见的恶性肿瘤之一，起病隐匿，70%以上的肝细胞癌患者在初诊时即为中、晚期，无法接受根治性手术或局部治疗。目前主要的治疗方法包括手术、放疗、化疗以及生物治疗等，但疗效有限，治疗仍面临较大困难。预后也有待提高。徐荷芬教授从事肿瘤中西医结合医疗工作数十年，精于肿瘤疑难疾病的治疗。尤其是运用中医中药对肝癌手术后的康复及对化疗及介入治疗后的增效减毒、改善晚期肿瘤患者的生活质量等，积累了丰富的经验。现总结如下。

1. 肝癌的病机特点

中医学认为，肝癌属于中医"积证""痞满""黄疸""胁痛"等范畴。徐老认为，其主要与湿、热、瘀、毒、虚有关。饮食不节、劳倦内伤等引起脏腑功能失调，导致湿热、血瘀、邪毒等实邪积聚，最终导致癥积，即形成癌肿，究其病理仍为邪实正虚。

（1）实邪责之湿与毒。肝癌患者多有肝炎病毒感染史，邪毒在肝癌的发病过程中起到至关重要的作用，邪毒久郁，致肝气郁阻，木旺土虚则木克土，土虚也可影响木，土虚则运化不行，津液停滞，湿浊内生，久郁化热，湿热久羁，薰蒸胆府，胆汁不畅，外溢肌肤，上注双目，下流膀胱，使身、目、小便俱黄。且气滞湿阻，水湿困脾，湿热蕴结，肝郁血瘀或湿瘀水浊夹杂，易致臌胀。

（2）正虚责之脾与肾。《金匮要略》云："见肝之病，知肝传脾，当先实脾。"又云："实脾则肝自愈，此治肝补脾之要妙也。"肝对脾运化功能的正常与否起着极为重要的作用，同时与脾的升清有密切关系，肝为刚脏，体阴而用阳，肝得脾所输布的水谷精微滋养，才能使疏泄功能正常运行，而不致疏泄太过。脾运健旺，生血有源，统摄有权，则肝有所藏。病理上肝失疏泄就会影响脾的运化功能，从而出现"肝脾不和"的病理表现，因此肝、脾在生理病理上是相互联系、密不可分的。另外，《难经·五十六难》云："肝病传脾，脾当传肾。"肝气郁结，积久化热，热久伤阴，肝肾真阴不足。肝主藏血，肾主藏精，"乙癸同源"，因而肝肾在病理上相互影响。若患者肝血亏虚，精血不能化生，可导致肾精不足。肾精不足又可分为肾阴不足及肾阳亏虚，若症见腰膝酸软、头晕耳鸣、形体消瘦、潮热盗汗等，或晚期肝癌之癌性发热，热势不高，缠绵不愈，多为肾阴不足。肾阳亏虚则多为阴损及阳，更为危重。

2. 肝癌的诊治思路与经验

（1）早、中期注重调肝理脾，祛湿为要，兼以解毒。早、中期肝癌患者多接受手术或局部治疗，如肝动脉栓塞化疗及消融治疗等，对于栓塞后综合征或消融后的不良反应，表现为发热、胁痛者，徐老多予柴胡剂加减进之，以使患者加快恢复。湿浊阻滞气机，湿浊不化，多见身倦食少，脘胀便溏及苔腻不化之征，因病机的重点脏腑不同而有不同的化湿治法，湿阻中焦则宜用平胃散之类，兼胆胃失降，必加利胆通府之品，有膀胱气化不利者必佐气化膀胱之药，如桂枝或者五苓散之属，如果脾肾阳虚湿浊不化，则直接温阳散寒化湿。同时，徐老多伍以解毒化湿抗癌之品，如薏苡仁、蜀羊泉、石打穿、白花蛇舌草等。

（2）晚期重脾肾，注意变症。肝癌晚期，邪气留恋，正气耗散，水血瘀结聚，气血阴阳不足。因而可见发热、疼痛、痞块、黄疸、腹胀如鼓之实证，同时亦可兼见口干无苔、形体瘦削等肝肾真阴亏竭之候。徐老指出，此期病情复杂，一脏病变而致他脏传变，此期宜偏重于扶正为主，宜调肝健脾，补益肝肾，先后天同养。面色萎黄、乏力等脾气虚证为主者，以香砂六君子汤、异功散为基本方加减；畏寒肢冷、溲清便溏者以温补脾肾为治法，以温脾汤或合四逆汤加减；肝癌晚期患者阴津受损，常见口干、大便干结、小便短少等，"肝藏血，血舍魂。"情志过极恼怒过度，易失肝木条达之性，肝气郁结或肝火横逆犯胃致络热血溢，可现吐血、便血等。常有滋水涵木，补肝肾阴之法，一贯煎、滋水清肝饮等均为常用治法。

3. 用药特色

（1）辨证为主，证症结合。徐老认为，肝癌的治疗要从整体上把握，病症结合，既要考虑局部，也要兼顾整体。依据辨证确定好基本方，随证加减。徐老常用健脾益气法，如香砂六君子汤、五味异功散等以培土栽木，益气健脾法常选用的药物有太子参、党参、黄芪、扁豆、白术、怀山药等。在化疗期采用此法，往往可以减少化疗引起的胃肠道反应。根据兼证分别予以化湿清热，或活血消癥，或益气养阴，或补益肝肾等法；出现痰浊困脾、胃气上逆等胃肠道不适反应，常选用佩兰、苍术、白术、法半夏等。对介入后栓塞综合征，表现为发热、胁痛、肝功能异常者常用柴胡疏肝散或复元活血汤加减调之。

徐老认识到某些单药对某种症状具有特定的疗效，因而在临床常用之，若患者出现黄疸、皮肤瘙痒，加用赤芍、苍耳草；化疗所致白细胞减少，加用茜草、花生衣等，疼痛明显者，加用八月札、九香虫等。

（2）注意顾护胃气，少用攻伐。徐老在治疗中特别重视疏肝理脾、保护中焦脾胃的健运功能，禁忌一味苦寒攻伐之品，强调补而不腻，补中有运，攻图以缓，攻不伤正。徐老指出，肝癌在治疗过程中，化疗、介入治疗以及长期服用苦寒攻伐的中药，均可造成脾胃损伤，出现面色少华、气短乏力、食欲下降、恶心呕吐、腹胀、腹泻、腹痛等脾胃气虚之症。如果不及时纠正，则后天失养，身体日益虚弱，先天之本失去生化之源，久病及肾，导致脏腑俱虚。在肿瘤治疗的全程中首先当时刻维护患者后天之本，疏肝理脾，使脾胃健运，升降相宜，患者能进水谷，气血得以化生。临证常用八月札、佛手、香橼配白芍，芳香行气，疏肝健脾；用党参、黄芪、白术、山药、砂仁、茯苓等益气健脾，用焦山楂、焦神曲、鸡内金、炒谷芽、炒麦芽等消食导滞，用枳实、厚朴、黄连、竹茹等降胃利胆，目的在于肝平脾健，开合正常，升降有序，使气归和平。

4. 注意心理调节，心身同治

一旦患肝癌，患者很容易产生恐惧、悲观、绝望的心理。研究显示，肝癌与情志有很大的关系，调节情志与治疗效果及预后密切相关。在这方面，徐老会耐心开导患者及其家属，增强他们战胜疾病的信心和勇气，使其积极地配合医生治疗。患者或家属有疑问时，总是耐心地向他们解释清楚，设法安慰患者，予以细致的治疗。徐老常告诫"医者仁心"，在不影响治疗效果的前提下，为患者节省一切不必要的开支，并给予患者人文关怀。

5. 病案举隅

患者男，60岁，于2015年12月24日因上腹疼痛进行CT检查示：肝占位伴包膜下出血，肝癌破裂？另肝实质内多发小类圆形低密度影，腹腔积液。2015年12月24日急诊全身麻醉下行肝部分切除术。术后病理示：中分化肝细胞癌伴片状坏死。肿瘤突破包膜，手术切源未见肿瘤累及，距肿瘤最近处1mm，周围肝组织符合慢性炎，汇管区见钙化的血吸虫卵。2016年3月16日查血生化，谷丙转氨酶（ALT）为28U/L，谷草转氨酶（AST）为35U/L，甲胎蛋白（AFP）为5.36ng/mL。患者既往有慢性乙肝、高血压病史。2016年3月17日就诊时见患者纳食可，大便正常，夜尿多，疲劳不显，下肢软无力，苔薄白、质淡胖，脉细、右弦沉、左虚。诊断：原发性肝癌破裂术后。辨证：肝郁脾虚，气阴两伤。治法：疏肝补脾，益气养阴，解毒抗癌。处方：柴胡10g，川芎10g，炒白术15g，茯苓15g，川朴6g，山药20g，炒薏苡仁20g，黄芪15g，陈皮10g，苍术6g，砂仁3g，白蔻仁3g，法半夏10g，蜀羊泉15g，石打穿15g，炒麦芽15g，炒谷芽15g。共14剂，每日1剂，水煎服，早、晚分服。

2016年8月4日二诊：患者自诉下肢酸软症状不明显，夜尿次数减少，此次复诊主要是夜寐不佳，苔薄、中后黄腻，舌质红胖，左脉沉弦滑，右脉沉细弦。处方：2016年3月17日方加枸杞子15g（另包），通草6g，红景天12g，合欢皮15g，草果3g，猪苓15g，赤芍10g。共14剂，每日1剂，依前法煎服。

2016年9月29日三诊：自诉症状已基本好转，纳寐可，夜尿次数明显减少，苔薄白腻、舌质淡暗红且右侧缘瘀斑，脉右沉细滑。守前法加减，处方：2016年8月4日方加党参15g，去川芎。续服14剂，巩固治疗。守此方加减服用至今，患者夜尿次数减少，二便正常，下肢酸软症状已不明显，夜寐可。复查B超及CT提示：肝坏死区域与前相仿，未见明显扩大，病情稳定。

【按语】患者为原发性肝癌破裂术后肝部分切除患者，来诊时搜集病情信息如上。患者脾气虚，固摄功能减退，故夜尿多；脾气虚，运化水谷津液功能滞缓，无以充养四肢，故见肢软无力；脾阳虚，致使苔薄白、舌质淡胖；脉细右弦沉左虚，则是肝郁脾虚。方中柴胡疏肝解郁升阳、引诸药入肝经，川芎、陈皮等理气化瘀，炒白术、茯苓、炒薏苡仁、砂仁等健脾祛湿，蜀羊泉、石打穿清热解毒抗癌，炒麦芽、炒谷芽健脾和胃滋阴，山药益肾气健脾胃、先后天并补，另外山药具有滋养强壮、助消化、敛虚汗、止泻之功效，可有效缓解小便夜频。徐老认为，此种患者应祛邪与扶正兼顾，而扶正尤为重要。

（十四）前列腺偶发癌联合雄激素阻断后辨治四法

前列腺偶发癌（IPC）在中医古籍中属"淋证""癃闭"等范畴，是老年男性常见的恶性肿瘤。中医认为，邪正盛衰是疾病发生发展的主要原因，同时可指导疾病的预后、转归。中医药用在 IPC 联合雄激素阻断后具有独特的治疗优势，治则不离扶正祛邪之宗旨，治法当调节免疫以扶正、减毒抗癌以祛邪。我们在临床诊疗中注重辨证论治，在中医药理论基础上，结合国医名师徐荷芬临床诊疗经验，以"扶正固本、养阴祛瘤"学术思想为纲，"期型分治"为目，总结前列腺偶发癌联合雄激素阻断后辨治四法，收到满意疗效，临证发微，以飨同道。

1. 温脾阳滋肾阴，三骨六味宜养精

六味地黄丸见于宋代太医钱乙所著《小儿药证直诀》。徐荷芬教授在临床上运用此方治疗 IPC 时常配伍相关角药以显效专力宏之优势，盖因本病非肾阴亏虚茕然独立之证。角药，即三种中药联合使用、系统配伍而成。临床见患者夜尿频繁、尿线细短、小便带血，腰膝酸软，脘腹隐痛，畏寒肢冷，口干不欲饮，舌质淡红、苔白而少，脉沉细软等脾肾俱虚之象时，以六味地黄丸合三骨汤加减。处方：熟地黄 15g，怀山药 20g，山萸肉 15g，炒白术 20g，泽泻 10g，女贞子 15g，透骨草 15g，骨碎补 15g，补骨脂 15g，炒杜仲 20g，木瓜 12g。本方君以熟地黄，补血养阴、填精益髓；臣以山药、山萸肉，温脾壮阳、补肾涩精，泽泻、炒白术利水渗湿、补虚健脾；佐以透骨草、骨碎补、补骨脂、炒杜仲振奋脾阳、补肾壮骨，透骨草、骨碎补、补骨脂为三骨汤角药，既有补肾通络、强壮筋骨补肾之根本，又有祛风除湿、

蠲痹止痛之治标之急，骨碎补、补骨脂、炒杜仲亦为徐老常用角药，骨碎补尤以晚期骨转移伴骨节酸痛者治疗为佳，此三药伍用，可补肾助阳，顺乎"阴得阳升而源泉不竭，阳得阴助而生化无穷"之理。女贞子补肾滋阴，使以木瓜，为引经药。全方补泻并举以复脾肾阴阳之本，角药纵横合奏三骨六味之功。临床辨证疲乏较重者可加生黄芪、太子参等益气养阴，增强免疫力，逆转耐药性，为晚期肿瘤患者期盼生命延续之佳音。

2. 清湿热祛毒邪，二妙八正散加减

二妙散见于金元四大家之一朱丹溪所著《丹溪心法》，方用苍术、黄柏各15g炒末为散，姜汁调服。八正散出自《太平惠民和剂局方》，为治疗湿热淋证常用方。两方各有所长，而合用时优势互补，疗效更佳。徐老治疗本病湿热毒蕴证时常以二妙散合八正散加减以增肱股药力。处方：炒苍术15g，炒黄柏15g，生薏苡仁20g，车前子15g，萹蓄10g，瞿麦10g，肿节风9g，金钱草15g，仙鹤草30g，白花蛇舌草30g，酒炙黄连6g，生甘草梢6g。本方君以苍术、黄柏，清热燥湿；臣以生薏苡仁、车前子、萹蓄、瞿麦，清热利湿；佐以白花蛇舌草、金钱草、肿节风、酒黄连，清热解毒；佐以仙鹤草，补虚扶正；使以甘草，引经调和。细细揣度，苍术、黄柏炒用，甘草、薏苡仁生用，黄连酒炙，无一不体现徐老临床辨证归经处方遣药之灵便。全方清热而无凉遏之弊，祛邪兼顾正气为本，对小腹胀满，腰痛绵绵，两足痿软，小便短赤、大便秘结，口干口苦，舌质红或紫黯、舌苔黄腻，脉滑数之湿热毒蕴证疗效甚佳。临床研究表明，黄连素可抑制对于雄激素不敏感的PC-3和敏感的LNCaP前列腺癌细胞株的增殖并诱导其凋亡；异甘草素可以诱导人前列腺癌PC-3细胞凋亡。

3. 除痞热破瘀阻，解毒消癥急煎服

解毒消癥汤常用于小便点滴而下、刺痛，腰部及盆腔疼痛难忍、下腹胀满疼痛，活动时加重，舌质紫红或有瘀点、苔黄或无苔，脉细数或细弦等症。临床治疗IPC之痞热瘀结重症时亟用解毒消癥汤加味，以达清热解毒、化痞破瘀之效。处方：三棱15g，莪术15g，地龙15g，沙参12g，玉竹12g，昆布15g，海藻15g，炙鳖甲15g，败酱草15g，夏枯草30g，白花蛇舌草30g，白茅根30g。本方君以三棱、莪术，破癥除瘀；臣以地龙，攻毒散瘀、活血通络；臣以昆布、海藻、炙鳖甲、夏

枯草，软坚散结；佐以白花蛇舌草、白茅根、败酱草，清热解毒；少佐沙参、玉竹，滋阴润燥、助瘤软化。全方诸药司其职，重剂起沉疴，对部分 IPC 中、晚期危急重症者的治疗遵循急则急治，勿作功夫形迹之心。现代药理研究证明，利用溶剂萃取法得到的败酱草总黄酮可以抑制肿瘤细胞增殖，诱导肿瘤细胞凋亡，缓解瘀阻型腹痛。徐老认为，肿瘤患者的临床治疗模式应积极寻求个体化与规范化的平衡靶点，做到优势互补、博采众长，在此基础上，徐老带领我院肿瘤科、药剂科等多科室协同创新，先后研制冬仙胶囊、消瘤胶囊等复方制剂，以虫类药居多的消瘤胶囊无疑是痰热瘀结重症 IPC 患者治疗常备药物。

4. 益气阴顾后天，四君四物可延年

八珍汤首见于《瑞竹堂经验方》，乃四君子汤和四物汤合用之复方。处方：人参、白术、白茯苓、当归、川芎、白芍药、熟地黄各 9g，炙甘草 5g。本方君以人参、熟地黄，益气养阴、补虚养血；臣以白术、茯苓，益气健脾；臣以当归、白芍，补益阴血；佐以川芎，活血行气；使以甘草，益气和中，调和诸药。本方补气兼行气，补阴又养血，补而不滞，和而不伤，适用于小便不畅、淋漓疼痛，疲乏无力、动则气促，贫血消瘦，面色无华，纳差难寐，舌质淡红或干红少津，脉沉细弱之气阴两虚证。本方乃妇科疾病诊疗常用方，亦可为男性 IPC 所用，非独因二者皆属生殖系统疾病，更可溯源中医药异病同治证候之精妙。临床辨证正气亏虚重者，可加仙鹤草；邪毒稽留久者，可加白花蛇舌草。现代药理研究表明，白花蛇舌草有抑制肿瘤细胞、增强机体免疫力的作用。

5. 讨论

IPC 常见于经尿道电切术术后病理结果偶然发现的前列腺癌，发病隐匿，发现时多已错过根治性治疗的机会。本病一经确诊，即应予以完善骨检查等以明确肿瘤分期，从而根据临床分期选择对应的治疗方式，内分泌治疗是西医治疗本病的重要手段之一，包括去势治疗、抗雄激素类药物治疗、肾上腺酶合成抑制剂等。研究表明，将去势治疗和抗雄激素类药物合用的联合雄激素阻断方案可将 IPC 患者的 5 年生存率提高 2%～3%，然而带来生存效益的同时也引起许多不良反应，如精神淡漠、免疫力下降、疲倦自汗、潮热盗汗、食欲缺乏等；多数患者疗效维持的中位时间为 12～18 个月，之后易演变为激素非依赖性前列腺癌。目前临床对前列腺偶发癌联

合雄激素阻断后的治疗尚无统一意见，疗效评价标准有待完善，还需进一步评估临床分期、Gleason 评分和预期寿命等因素。

现代肿瘤的治疗不仅要考虑肿瘤的大小、数目及范围，还要考虑肿瘤的生物学特性，综合选择治疗手段，要从单方面的消灭肿瘤向平衡消灭肿瘤与提高机体免疫力两个方面综合考虑。因此，IPC 治疗过程中不要过分追求"无瘤"状态，中医根据辨病、辨证、改善症状及心理调节相结合的方式，可以使患者"带瘤生存"。

前列腺偶发癌联合雄激素阻断后患者往往正气受损，免疫下降，属于中医"正虚"范畴。徐老认为，该病在整个治疗过程中应以养阴扶正为根本。本病辨证应与一般的前列腺癌相区分，在明确正气亏虚的基础上，紧抓寒、热、虚、实、湿浊、毒瘀等病理因素，期型分治，以求临床上能取得满意的效果。针对不同时期和不同证型的 IPC，徐老选择性地临证遣方用药，以冀最大程度地发挥中医药在治疗前列腺恶性肿瘤领域的优势。早期前列腺偶发癌以邪实为主，病理因素多责之毒、瘀、湿、热，临床辨证属湿热毒蕴证或痞热瘀结证。湿热毒蕴证患者常见小腹胀满，腰痛绵绵，两足痿软，小便短赤、大便秘结，口干口苦，舌质红或紫黯、舌苔黄腻，脉滑数。治法当清热燥湿为主，以苍术、黄柏之二妙散经典药对炒用，解毒通淋为辅，以薏苡仁、甘草梢之薏仁甘草汤生用，再伍酒炙黄连、车前子、萹蓄、瞿麦、肿节风、金钱草、仙鹤草、白花蛇舌草，共成局方八正散。此方黄连酒炙，清热而无凉遏之弊，甘草生用，正气为本兼顾祛邪。然而不可久用，盖因炮制之法不可除尽黄连等苦寒之性，临床诊治应注重随访观察，以防"虚虚实实"之戒。痞热瘀结证患者常见小便点滴而下、刺痛，腰部及盆腔疼痛难忍、下腹胀满疼痛，活动时加重，舌质紫红或有瘀点、苔黄或无苔，脉细数或细弦。治法当化痞破瘀为主，以三棱、莪术、地龙、昆布、海藻、炙鳖甲、夏枯草祛邪攻癌，清热解毒为辅，以白花蛇舌草、白茅根、败酱草、沙参、玉竹助瘤软化，再配合院内复方制剂消瘤胶囊口服，以备患者日常家中不时之需。中、晚期前列腺偶发癌以正虚为主，虚实夹杂，临床尤以阴虚证明显，辨证属脾肾俱虚证或气阴两虚证。脾肾俱虚证患者常见夜尿频繁、尿线细短、小便带血，腰膝酸软，脘腹隐痛，畏寒肢冷，口干不欲饮，舌质淡红、苔白而少，脉沉细软。此证常贯穿内分泌治疗始终，治法当温脾补肾、滋阴助阳，以熟地黄、怀山药、山萸肉、炒白术、泽泻、女贞子、透骨草、骨碎补、补骨脂、炒杜仲、木瓜复脾肾阴阳之本，合奏三骨六味之功。补肾类中药可促进患者雄激素分泌，对于是否降低 IPC 患者内分泌治疗疗效尚不明确。临床研究表明，鹿茸、肉苁蓉等壮阳药物可加速疾病进展。徐老认为，少火生气、壮火食气，此类患者应滋阴以助阳，故而慎用壮阳中药。内分泌治疗敏感期以气阴两虚证多见，患者常表现为小便不畅、淋漓疼痛，疲乏无力、动则气促，贫血消瘦、面色无华，纳差难寐，舌质淡红或干红少津，脉沉细弱。治法当益气行气、补阴养血，以人参、白术、白茯苓、当归、川芎、白芍药、熟地黄、炙甘草和而不伤，平调阴阳，最终达到"带瘤生存"的机体平衡状态。

现阶段多从以下几点来评价中医药治疗 IPC 的疗效。①对 IPC 癌灶体积变化以及中位生存期的评价：中医药治疗的主要优势在于改善症状、稳定病灶、延长患者的生存期以及减轻内分泌治疗的不良反应等，上述标准不能完全客观、真实地体现中医药治疗 IPC 的优势及价值，多已不适用于中医评价；②对体力状况、疼痛控制、Gleason 评分等临床获益情况的评价：此种标准过于注重近期疗效而无法将中远期的疗效囊括在内；③对生存期、中位生存期、无进展生存期以及生存质量的评价：较好地弥补了 IPC 单纯癌灶评价标准的局限性。

我们在临床中发现前列腺偶发癌联合雄激素阻断后辨治四法疗效显著，然而如何在现代医学理论层面上科学地评估其临床疗效已成为中医同仁的羁绊。为构建新的中医药治疗 IPC 的疗效评价体系，应该重视对 IPC 患者生存质量的评价，生存质量应包含生活质量和患者满意度，经手术去势摘除睾丸的这一类内分泌治疗患者，尤其要关注其生存质量，必要时结合心理疗法加以疏导，从而改善后续治疗的依从性。因此，应在较为成熟的西医评价标准上，结合 IPC 患者的病情、中医临床诊治经验以及我国特有的文化价值观等进行合理的修订。除此之外，还应完善对证候疗效的评价，有效地概括 IPC 发生发展过程中的病理变化，这也是中医药辨证论治的优势所在。应明确 IPC 证候评价对于中医药治疗 IPC 疗效评价系统的价值，明确 IPC 单病种症状及体征的指标判定方法，主证及次证的评分方法及其在症状总评分之中的权重等。在规范化的评价方案中，应充分应用循证医学理论，以明确的意识为前提，以对 IPC 患者个体的了解为基础，科学地制订个性化的诊疗方案，利用现有的研究资料，制订 IPC 的防治对策及措施。

综上所述，IPC 临证病情变化多端，治疗不可局限，应根据临床实际情况进行辨证治疗。笔者在查阅文献时发现，本病疗效评价体系有待商榷，故临床用药还需要更多设计严谨的循证医学的支持与补充，从而拓展中医临床诊疗思维，为探索肿瘤领域的中医药发展与创新之路夯实基础。

三、中西协同，减毒增效

（一）徐荷芬治疗化疗性恶心呕吐的经验

恶性肿瘤是仅次于心脏病的第二大死亡原因。化疗是其核心治疗方式之一，而化疗引起的恶心呕吐（chemotherapy-induced nausea and vomiting，CINV）是其常见的不良反应，严重影响患者的生活质量。研究表明，呕吐的机制是化疗药及其代谢产物使消化道黏膜释放5-羟色胺，与肠道迷走神经上的5-HT_3受体结合，从而发生恶心、呕吐。目前西医常用皮质类固醇激素与5-HT_3受体拮抗药等组成联合止吐方案，但其不良反应明显，影响患者继续治疗。运用中医药治疗CINV具有不良反应小、效果明显、整体调控的优势。

徐荷芬教授从事中西医结合治疗肿瘤的科研与临床工作60余载，对肿瘤的中医药综合治疗有着丰富经验，现将徐老治疗化疗引起的恶心呕吐的经验进行总结，供同道参考。

1. 病机特点

中医学认为，化疗引起的恶心呕吐属"呕吐""药邪"范畴。《黄帝内经·素问·举痛论》所载"寒气客于胃肠……而呕也"以及《黄帝内经·素问·至真要大论》所载"诸呕吐酸……皆属于热""诸逆冲上，皆属于火"，提出呕吐的病机有寒热之分。汉代张仲景在《金匮要略》中设有"呕吐哕"专篇，认为呕、吐是人体排除有害物质的保护性反应，提出不可见呕止呕的治疗禁忌。明代张景岳云："呕吐一证，最当详辨虚实。"他认为呕吐有虚实之分。这一分类方法提纲挈领，对后世影响很大。徐老宗张景岳之虚实病因学说，认为恶心呕吐的病因有虚实之分。虚常责之于素体脾胃虚弱，实则归之于情志不遂、饮食所伤、外邪犯胃等，而临床往往以虚实相互错杂多见。肿瘤患者本身先天禀赋不足，外加手术损伤致气血亏虚，同时化疗药物为外来毒邪，脾气亏虚，脾阳不足，运化失职，水谷停滞，而生痰浊，脾运主升，胃纳主降，气机升降乖违，胃气上逆而发恶心呕吐。

2. 分型论治

（1）脾胃虚寒，胃失和降证。化疗药如紫杉醇、顺铂等多为寒凉之品，且癌毒邪气侵袭人体入里，易伤及中焦脾胃阳气，胃失和降而上逆。症见纳谷不馨，恶心呕吐，喜温喜按，舌淡胖大、苔白腻，脉沉细。治宜温中和胃、降逆止呕，方用理中汤加减。徐老认为，患者脾胃受到攻伐，阳气受损，正虚邪恋，气血津液生化愈加乏源，以致阳损及阴。因而在温补脾阳的同时要重视顾护脾胃之阴，以防过度使用温燥药而使脾之气阴愈虚，临床常佐用沙参、石斛等甘润之品。

（2）阴虚胃热，气逆不降证。患者经化疗后，或寒药损伤脾阳，久之阳损及阴，阴虚内热；或热药耗气伤津，虚热内生，胃之气机上逆。症见时有呃逆或干呕，虚烦少气，口干欲饮，舌红少苔，脉虚数等。治宜降逆止呕、理中清热，方用橘皮竹茹汤化裁。徐老认为，虚热羁留，往往更加伤及气阴，呕吐的同时乏力、口干、虚烦不眠、食欲下降等症状愈加明显而使病情加重，在运用清热止呕法时，宜加用黄芪、麦冬、沙参等益气养阴之药。方中还常配伍白花蛇舌草、仙鹤草、红景天等，以解毒抑瘤，实现扶正祛邪并驾齐驱。

（3）脾失运化，痰湿内阻证。药邪影响脾胃的转运功能，水湿内生，湿阻中焦，痰气交阻，胃气上逆。症见嗳气频作，食欲欠佳，恶心欲吐，时吐涎沫，舌淡、苔白腻，脉缓或滑等。治宜降逆化湿、益气和胃，方用旋覆代赭汤合二陈汤加减。临床上徐老针对不同的肿瘤类型，常在此方基础上加用治疗恶性肿瘤的专药，如肺癌加用苦杏仁、金荞麦、浙贝母，胸腹部肿瘤加用九香虫等。

（4）寒热错杂，升降失司证。肿瘤患者化疗后，药物攻伐伤正，正气亏虚，脾胃功能受损严重，致使清阳不升，浊阴不降，升降失司，便形成了寒热错杂的局面。症见恶心反酸、食欲减退、心下痞满、舌苔白腻或微黄等。治宜寒热平调、消瘤散结、降逆止呕，方用半夏泻心汤加减。若反酸、口苦症状明显，可加用吴茱萸、黄连清肝泻火；若腹部胀满明显，可加用枳壳、大腹皮、陈皮等理气和中。

3. 用药特色

徐老认为，肿瘤患者化疗后脾气亏虚，化生不足，气血生化乏源，以致气血津液俱损，是其重要的发病基础。病性为本虚标实，病位主在中焦。在治则上，徐老提出以"补虚和胃降逆"配合"解毒散结抗癌"为治法。临床常用和胃降逆的药串有二：一是炒白术、炒枳壳、竹茹、生姜，二是柿蒂、姜半夏、陈皮、白豆蔻。

唐代孙思邈《备急千金药方》提到生姜的止呕作用，称为"呕家圣药"；《本草蒙筌》记载竹茹"主胃热呃逆，疗噎膈呕哕"。生姜与竹茹两药相合见于《普济本事方》竹茹汤，主治胃热呕吐证；白术与枳实两药相合见于《内外伤辨》枳术丸，功能理气健脾。此四味药组成药串，常使理气止呕之效更佳。陈皮与半夏两药相合见于《太平惠民和剂局方》，主治湿阻中焦之呕吐；《圣济总录》和《济生方》记载柿蒂为治气逆不止（呃逆、呕逆、咳逆）的良药；《开宝本草》记载白豆蔻"止吐逆反胃"。此四药相辅相成，使全方降逆止呕之功更好。综上，炒白术、炒枳壳、竹茹、生姜组成的药串适用于证属胃热甚者，柿蒂、姜半夏、陈皮、白豆蔻组成的药串更适用于证属气逆甚者。

徐老在临床常配伍的解毒散结抗癌的中药有仙鹤草、山慈菇、红景天、金荞麦、肿节风、僵蚕、露蜂房、红豆杉、白英、鱼腥草、白花蛇舌草、泽漆等。徐老在辨证的基础之上，倡导"期型分治"，针对不同的肿瘤、相同肿瘤的不同分型，临证时选择性用药，以增强抗瘤作用。

4. 辨治经验

（1）培土生元，以"阴"为要。脾为后天之本，脾胃同居中焦，沟通上下，为气血生化之源，化生营卫。人体的各种生命活动都是以气血作为基础而维持，所谓"持中央以运四旁"。若脾胃功能失司，化生精微不足，机体气血生化无源，正气亏虚，则癌毒邪气侵袭人体，正气无以奋起抗邪，毒邪深入。徐老认为，在用解毒抗癌之药时，勿忘顾护中土，方中常加用党参、白术等健脾益气之品。部分化疗药为阴凉之物，易损伤脾阳，临床多加用干姜等温补脾阳之品。肿瘤患者一经发现，很多已到中、晚期，癌壅日久，销铄气血津液，正气愈虚，邪气愈盛，阴损及阳，终而阴阳两虚。加之手术后患者气血已亏。基于以上认识，徐老谨守经典古籍的教诲，创"扶正养阴"新法。以扶正养阴为要，并将培补脾胃贯穿始终，使气血阴阳得以平衡，气机升降得以正常。

（2）内外同治，良效双收。"整体观念"是中医学两大基本特点之一，"调整阴阳、扶正祛邪"在调治化疗引起的恶心呕吐方面有着不可忽视的作用。徐老在辨治运用中药内服的同时，也充分发挥了中医外治法的优势。常用的外治法有隔姜灸、耳穴压豆、中药热盐包等。隔姜灸主要针对神阙穴，利用"呕家圣药"生姜及艾灸的共同作用，从而达到温中止呕的作用，该法尤其适用于虚寒性恶心呕吐者。耳穴压豆常选取神门、胃区、贲门，再依据辨证分型选取配穴，如交感、内分泌及肝等穴。指导患者正确按压穴位，嘱其每日按压穴位5次，每次2分钟，按压力度以稍感胀痛为宜，采用单耳贴压，两耳交替进行，避免睡前按压。中药热盐包主要由吴茱萸、生姜、党参、木香、小茴香、川楝子等药和粗盐炒热制作而成，敷于中脘、内关、足三里等穴，时间30分钟为宜，注意避免烫伤皮肤。热盐包的药物组成灵感来源于《医方简义》导气汤以及《伤寒论》吴茱萸汤，导气汤善于理气降逆，吴茱萸汤善于温中降逆，合方共奏降逆止呕之功。另外，根据患者恶心呕吐发生的时间、程度、性质，酌情配合针灸、理疗等法，常获良效。徐老认为，恶性肿瘤成因复杂，变证多端，不能拘泥于单一治法，而应汲取现代医学诊治中的精华，同时充分发挥中医药特色和优势，并结合患者病情及自身状况，内外同治，中西结合，扬长避短，减轻痛苦。

（3）心理干预，积极引导。恶性肿瘤患者由于情绪焦虑、癌痛、抗肿瘤治疗及其不良反应等导致机体不适和缺乏社会支持，具有不同程度的精神心理障碍。研究表明，长期消极情绪可使机体产生各种非特异性应激反应，最终导致机体免疫功能下降，对肿瘤细胞的监视及杀伤力下降，肿瘤得以蔓延。《黄帝内经》云："怒伤肝……思伤脾……"五志与脏腑功能互相关联，五志过极易破坏脏腑的正常功能。以肝、脾两脏为例，肝主疏泄，喜调达恶抑郁，"怒伤肝"，疏泄失常，则肝气郁结，郁而化火；久之肝火内耗肝阴，肝阴不能制约肝阳而致肝阳上亢，肝木盛则克脾土，形成肝气犯胃证。脾主运化，思虑过度，则脾气郁结，运化失常。故徐老临证重视心理疏导的治疗作用，在中医药干预调理的同时给予患者安抚和鼓励，以增强其战胜疾病的决心，临证常加用郁金、龙骨、牡蛎、夜交藤、合欢花等理气安神、调畅情志之品。

5. 病案举隅

患者女，45岁，2018年1月8日初诊。主诉：右乳腺癌术后5个月，末次化疗1月余，恶心呕吐10日。病史：患者于2017年8月19日在江苏省人民医院在全身麻醉下行右乳癌保乳根治术。术后病理示：右乳浸润性导管癌，Ⅱ、Ⅲ级，肿块大小1.5cm×1.0cm×1.0cm，切缘（-），腋窝淋巴结转移（2/20）。免疫组化示：ER（++）、PR（-）、Her-2（-）、p53（-）、CK5/6（-）、PCNA（-）、TS（-）、TOP-2约20%（+）、Ki-67 20%~30%（+）、survivin（+/-），FISH检查示：Her-2基因无扩增，术后运用EC方案4个疗程、紫杉醇注射液4个疗程，2周内密集化疗8次。于2017年12月6日结束。放疗于2017年8月20日开始，于2017年12月29日结束，共放疗30次，并口服三苯氧胺。2017年12月26日于江苏省肿瘤医院检查肿瘤指标：CEA 4.14mg/mL、CA125 14.94U/mL、CA153 10.06U/mL。刻下：患者精神一般，胃脘部隐隐不适，时有恶心反酸，神疲乏力，食纳一般，口干、无口苦，夜寐易醒，二便调，舌红、苔薄黄，脉虚数。辨证：阴虚胃热。治法：降逆止呕，益气清热。处方：党参15g，炒白芍10g，白术12g，炒枳壳10g，生薏苡仁20g，蒲公英30g，半枝莲20g，茯苓15g，生黄芪15g，姜竹茹6g，姜半夏10g，陈皮12g，枸杞子15g（单包），桑椹15g，怀山药15g，垂盆草20g，五味子9g，沙棘12g，炒酸枣仁10g，制黄精15g，合欢皮15g，生姜5片，炙甘草3g。14剂，每日1剂，水煎服。配合耳穴压豆：贲门、胃、神门、交感，每日5次，每次2分钟；予中药热盐包3包，每日1次，每次30分钟，取穴：中脘、内关、足三里。

2018年2月6日二诊：患者恶心反酸症状较前明显好转，但食欲仍不佳，右上臂肿胀，舌红、苔薄白，脉微代。上方去姜半夏、陈皮、合欢皮、炒酸枣仁，加佩兰12g、藿香15g、猪苓15g、丹参10g、川芎6g、红花10g，炙甘草换为生甘草。14剂，煎服法同前。

2018年3月1日三诊：患者一般情况可，胃脘部不适、恶心、食纳不佳症状均较前明显好转，继服上方中药。后定期随访，病情平稳。

【按语】患者化疗后气阴两虚为其主要生理病理基础，故常出现胃虚有热，而虚热又致气阴更虚，两者互为结果。口干、舌红、苔薄白、脉虚数等表现不难辨为阴虚胃热、气逆不降证，方用橘皮竹茹汤化裁。患者夜寐易醒，故用酸枣仁、合欢皮解郁清热、养血安神，这是徐老注重心理疏导的体现；用姜竹茹、炒枳壳、姜半夏、陈皮清热理气、祛湿止呕；用桑椹、怀山药滋肾益阴以养先天；用生黄芪、炒白芍、白术健脾益气以助后天；用垂盆草清热解毒；用生姜止呕；全方标本兼顾。临证常以此型多见，徐老在准确辨证的基础上，使用针对胃热较甚的药串结合其创制的"养阴解毒"法，配合耳穴压豆、隔姜灸、中药热盐包、针灸等中医外治法，临床常获佳效。

6. 总结

随着社会发展和医学的不断进步，有越来越多的治疗手段可以有效控制患者的 CINV。目前，西药在防治 CINV 方面效果稳定，起效迅速，但对延迟性 CINV 止吐效果不佳，并且常引起腹胀、便秘等不良反应，影响患者生活质量。中医治疗 CINV 具有手段多样、使用简便、价格低廉、疗效显著等优势，通过中药辨证内服，结合针灸、穴位贴敷、穴位注射、耳穴压豆及其他非药物疗法，均能不同程度地改善 CINV，常与西药联合达到增效减毒的作用。

（二）徐荷芬治疗大肠癌化疗相关性腹泻的思路

大肠癌又称结直肠癌，是常见的消化道恶性肿瘤。中国国家癌症中心（NCC）在 2024 年 2 月发布的中国恶性肿瘤疾病负担的数据显示，2022 年中国结直肠癌新发病例数达 51.71 万例，死亡人数为 24 万例。大肠癌已成为中国第二大高发恶性肿瘤，仅次于肺癌。手术、化疗、放疗等治疗手段不断发展，在提高患者生存率的同时，也引起诸多不良反应。化疗相关性腹泻多发生于以 5-氟尿嘧啶和伊立替康为一线化疗方案的大肠癌患者中，可导致脱水、休克等症状，重则危及生命，使治疗被迫停止。西医以药物止泻等对症治疗为主，其疗效有限。临床研究显示，中医药治疗作为大肠癌综合治疗的重要组成部分，可有效改善大肠癌化疗相关性腹泻。

1. 化疗相关性腹泻的机制

化疗相关性腹泻的发生机制尚未完全明确。既往研究表明，包括 5-氟尿嘧啶和伊立替康在内的部分化疗药可诱导肠道上皮细胞分裂凋亡，同时通过氧化应激产生活性氧，活性氧直接诱导组织损伤并可激活核因子，核因子进一步诱导肿瘤坏死因子、白细胞介素 -1β 和白细胞介素 -6 等促炎细胞因子的上调，进而引起炎症，炎症进一步发展则可产生黏膜溃疡和萎缩，损害肠道黏膜屏障功能，导致炎性腹泻。另外，化疗药可造成肠隐窝凋亡、肠绒毛缩短、肠黏膜杯状细胞异常增生，导致肠黏膜黏液分泌过多而吸收面积减少，肠腔内液体增加，进而引发分泌性腹泻；同时化疗药也可损害肠道功能性神经，改变肠道转运功能，引起肠道短节段收缩改变与肠蠕动障碍，导致动力异常性腹泻；化疗药也可造成肠道菌群的组成与分布的改变，使菌群稳态失调，进而影响肠道免疫功能，降低抗感染力，诱发腹泻。大肠癌化疗相关性腹泻的发生机制可能包括肠黏膜炎症、肠道水液分泌吸收失衡、肠道功能性神经损伤、肠道菌群紊乱、免疫功能失调等。

2. 化疗相关性腹泻的中医病机

化疗相关性腹泻以排便次数频繁，大便稀溏，甚则泻如水样为主症，当属中医"泄泻"范畴。《景岳全书·泄泻》云："泄泻之本，无不由于脾胃。"《医宗必读泄泻》则有"无湿不成泄"之说。盖大肠癌患者素体虚弱，正气不足，化疗"毒邪"损及脾胃，耗伤气阴，使正气愈虚。脾胃虚弱，脾失健运，则湿浊内生，虚中夹实，易致湿邪化热；癌症患者素体虚弱，久病及肾，肾司二便，肾阳虚衰，固摄无力，则二便失司；病中情志失调，肝郁克脾，亦可致脾运失常。化疗后正气不足，癌毒未清，脾虚、肝郁可导致脾失健运，内生湿邪，湿热毒邪胶着下注于肠，肠道清浊不分，传导失司，遂成泄泻，而久病久泄累损肾阳，则二便不固。

3. 立足整体，辨证论治

中医辨证论治可准确抓住大肠癌化疗相关性腹泻的主要矛盾，改善症状。各医家学者的治疗侧重、立法角度与遣方用药不尽相同，结合各医家学者治疗经验，从脏腑辨证与六经辨证角度论述其概况。

（1）脾肾为本，肝肺共调。本病病位在肠，涉及脾、肝、肾三脏，脾虚湿盛为其核心病机。脾虚日久则耗损肾阳，脾肾同病，治疗需重视补益脾肾。在调补脾肾的基础上还需兼顾"六腑以通为用"，疏肝益肺以调畅气机，遣方用药需随证加减。

1）健脾补肾，益气温阳。大肠癌患者素体本虚，化疗败损脾胃，久病及肾则肾阳亏虚，命门火衰，无以温脾土、固二便，故而多数医家学者以调补脾肾为止泻治则。脾胃为气机升降之枢纽，对于化疗导致的消化道反应，可责之脾胃虚弱，气机紊乱，斡旋不周，升清降浊功能失调。对此治疗，在健脾益气的同时，有医者用半夏泻心汤等泻心汤类方行辛开苦降法治之，其意在"和"。辛开苦降法归属和法，通过苦寒与辛热的中药配伍，平衡寒热，调畅气机，调和升降，顺应脏腑特性，以复脾胃之功。脾虚久泄及肾，其发展过程需分阶段动态诊治。化疗前，可用补益之剂顾护脾胃，盖其意在以"防"为重，匡扶正气，防御毒邪。化疗初期多属脾气亏虚证，当治以健脾祛湿，中后期化疗毒邪日重，正气愈虚，以致肾阳虚衰，临床医者常以升麻葛根汤、真人养脏汤、四神丸加减温补脾肾，阳虚更甚者，症见命门火衰之象，宜用附子理中丸等温补下焦元阳。

2）疏肝益肺，调气通腑。中医认为，六腑以通为用，以降为顺。通降气机是调节胃肠功能的重要环节，而肝、肺二脏则为调节气机升降之关键。"肺与大肠相表里"，大肠为肺之腑，肺的生理功能与大肠的顺承传导功能密切相关，肺气与肺津对大便的产生及形态具有调节作用。因此，"肠病治肺"是临床常见的诊疗思路，而临床研究显示，通过大补肺气，从肺虚论治大肠癌化疗相关性腹泻亦可见良好疗效。正如《类经》所载"肺脉小甚则阳气虚而不固，病当为泻"。肺主气，主通调水道，化疗后正气亏虚，肺气虚损，肺虚则宣降失司，无以敷布津液，清浊混杂下于肠，进一步加重泄泻，治当补肺益气。同时，情志因素亦是加重化疗相关性腹泻的潜在因素，久病情志不畅，肝气郁滞，横逆克脾，可致脾失健运，水湿内停，泄泻乃作。对此，用泻肝扶脾的治法止泻疗效可观。

（2）六经辨证，治从三阴。《伤寒杂病论》以方证论病，通过观察疾病脉证以明确病机及所犯脏腑经络，遵循有"是证"用"是方"，随证治之，若应用得当，则效若桴鼓。对于化疗相关性腹泻的六经辨证论治，从太阴经、少阴经和厥阴经论治的思路为多数学者所认同。脾归太阴，化疗戕伐太阴，脾阳受损，太阴虚寒，寒湿阻滞，致太阴湿盛，故自利，其症属太阴经病"自利不渴者，属太阴，以其脏有寒故也"，宜服理中汤类方加减以温脾祛湿散寒。肾归少阴，若腹泻日久，损及肾阳，阳虚化寒，则少阴寒化而致下利，治宜四逆汤加减。化疗后也可出现寒热错杂、阴阳失调之象。若症见腹痛下利伴心下痞满等中焦寒热不调之症，可归为太阴与阳明合病。化疗后太阴脾寒发为泄泻，太阴湿盛，郁而化热，湿热胶着，热犯阳明胃，遂见痞满不适等症。对此，临床多以泻心汤类方化裁，辛开苦降以平调寒热。同时，亦可从厥阴经论治化疗后寒热错杂泄泻。厥阴经具有阴阳顺接、阴中有阳的特点。厥阴经受邪，则阴阳失调，阴化寒、阳化热，最终呈现寒热错杂。具体而言，久病化疗后厥阴肝阳受损呈虚寒之象，同时厥阴肝又为风木之脏，内寄相火，木郁化火，产生寒热错杂之证。乌梅丸为治疗厥阴经病的代表方，其寒热并用、补泻兼施的组方特点使其用于治疗大肠癌化疗相关性腹泻疗效显著。临床辨治大肠癌化疗相关性腹泻虽多从三阴经论治，然遣方用药仍需临证加减，若病属少阴，伴下利脓血者可用桃花汤温涩止痢，伴发热口苦、尿短色赤者可用黄芩汤清热止痢，伴小便不利、全身水肿者可用真武汤行水止痢。六经辨证灵活化裁，便捷有效，对临床治疗大肠癌化疗相关性腹泻有重要的指导意义。

4. 临床实践，专病专方

以氟尿嘧啶、伊立替康为代表的大肠癌一线化疗药可严重损伤消化道黏膜，造成肠道炎症、肠黏膜屏障功能障碍、免疫功能受损等，进而导致肠道抗感染能力降低及微生态平衡失调，出现腹泻等消化道症状。研究表明，中药复方可上调免疫细胞、免疫球蛋白，同时抑制促炎因子的释放并调节肠道菌群，从而减轻肠道炎症、改善肠黏膜屏障功能、提高肠道免疫功能，进而改善化疗相关性腹泻症状。不少临床研究显示，泻心汤类方加减对改善化疗相关性腹泻有显著疗效。有学者发现，生姜泻心汤加减方可上调大鼠肠黏膜 $CD4^+T$ 淋巴细胞、$CD8^+T$ 淋巴细胞及肠道免疫球蛋白 A 的水平，以此提高肠道黏膜免疫屏障功能。半夏泻心汤可促进血管活性肠肽的产生，从而刺激肠液的分泌以抵御毒性物质的侵袭，保护肠黏膜上皮细胞，半夏泻心汤还可上调肠道免疫球蛋白 A 并且抑制促炎因子白细胞介素-15 的表达，从而增强小鼠肠道免疫功能。研究发现，加味连理汤（人参、干姜、白术、黄连、炙甘草、黄芩）可减轻伊立替康所致迟发型腹泻症状，其作用机制在于通过提高机体 $CD3^+T$ 淋巴细胞、$CD4^+T$ 淋巴细胞和自然杀伤细胞的水平以增加机体免疫功能。有学者自拟复方，研究得出健脾清肠类中药复方可降低肠黏膜屏障通透性，通过上调白细胞介素-2 并抑制白细胞介素-6 的表达以减少促炎因子的释放，减轻肠道炎症反应，从而减轻肠屏障功能障碍。亦有学者自拟补脾和胃方（黄芪、白术、枳壳、半夏、神曲、麦芽、茯苓），有效改善 5-氟尿嘧啶导致的腹泻。其机制为通过辅助性 T 细胞/调节性 T 细胞通路下调促炎因子表达，提高肠道益生菌比例，调节菌群稳态，以改善肠道炎症，促进肠黏膜免疫平衡。

5. 针灸贴敷，内外同治

中医外治法已被广泛应用于缓解化疗相关不良反应。文献研究表明，针刺法、灸法、穴位注射、直肠点滴等外治法均具有显著作用，其疗效与操作方法和选穴定位密切相关。治疗化疗相关性腹泻的选穴定位主要遵循局部取穴与循经取穴，足三里、神阙、天枢、关元等穴位为多数学者首选，其中足三里穴被选频次最高。足三里穴为胃经合穴，天枢穴为大肠经募穴，于此二穴针刺或温灸均有健脾和胃、固肠止泻之功效。神阙穴位于脐部，为止泻要穴，临床多用温阳散寒药于神阙穴行灸法，借热力透达药效以温经散寒、调理脏腑。脐疗法于神阙穴及其周围施术，研究显示，此法通过经络传导、神经调节、药物透皮等途径发挥止泻作用。针灸疏通经络，调和气血，扶正祛邪，而穴位注射可视为将针刺刺激与药物作用相结合，疗效显著。探究化疗相关性腹泻发生机制为：化疗破坏肠黏膜屏障，血浆内毒素穿过肠黏膜入血，介导形成氧化亚硝酸盐，进一步破坏黏膜屏障，同时肠道细胞内二氨氧化酶及细菌发酵产物D-乳酸释放入血，其在外周血中水平升高，从侧面反映肠黏膜损伤程度。实验观察得出，在特定穴位进行针刺或药物贴敷可降低血清内毒素的聚集及二氨氧化酶和D-乳酸的外周血水平，以此减少过氧化亚硝酸盐的生成，保护肠黏膜屏障功能。针刺也可双向调节胃肠蠕动，促进蠕动功能，调节肠道吸收与分泌功能，减轻消化道水肿，缓解腹泻症状。另外，有学者对中药保留灌肠法进一步改良，形成中药直肠点滴法，通过药液与丰富的肠道黏膜血液循环的充分接触提高了药物的生物利用度，以此提升药物的疗效。中医外治法具有疗效独到、简便价廉的优势，对化疗相关性腹泻的治疗有较大的探索空间。

6. 讨论

化疗相关性腹泻常见于大肠癌一线化疗过程中，是影响治疗的"瓶颈"之一。目前部分止泻药物疗效有限且存在难以预防的不良反应。而中医药治疗本病重在立足于整体，以补益脾肾为本，兼以疏肝益肺；也可活用六经辨证，从太阴经、少阴经、厥阴经进行论治，遣方用药临证变换；同时，针刺法、灸法、穴位注射、中药直肠点滴法等外治疗法疗效堪夸。另外，内服中药复方可通过减轻肠道炎症、改善肠黏膜屏障功能、提高免疫功能、调节肠道菌群等途径有效防治大肠癌化疗相关性腹泻，然而其相关临床研究样本量偏小，机制研究相对不足。为进一步阐释中医药治疗大肠癌化疗相关性腹泻的科学内涵，仍需探索循证医学证据，为临床治疗提供初步依据与新方向。

（三）徐荷芬防治食管鳞癌放射性肺炎临证撷英

食管癌是消化道最常见的恶性肿瘤之一。有数据显示，2018年全球食管癌新发病例57.2万，死亡病例50.9万，中国食管癌新发和死亡病例约占全球的50%。食管癌在病理上分为鳞癌和腺癌，而我国食管癌一直以食管鳞癌为主，占90%。综合国内外治疗现状，手术和放疗、化疗是治疗食管鳞癌的首选方案，能够有效缓解患者的症状，延缓病情的发展，然而放疗也带来了许多严重不良反应，以放射性肺炎最为明显。一方面，放射性肺炎限制了放疗的总量，影响肿瘤的局部控制率；另一方面，它会降低肿瘤患者的生存质量和长期生存率。目前，放射性肺炎的发病机制尚不清楚，糖皮质激素和对症治疗是西医防治放射性肺炎的主要措施，但疗效一般，且糖皮质激素的长期使用还会引起新的并发症，临床应用具有一定的局限性。随着现代医学技术的快速发展，中医药对放射性肺炎的研究逐步深入，在治疗本病上已取得良好的效果。

徐荷芬教授躬行肿瘤科研与临床工作数十载，学验俱丰，她在强调整体观念、辨证论治的基础上，创制了"养阴清肺解毒方"。本方谨守"清热解毒、益气养阴"之治法，丰富了中医药防治放射性肺炎的理论创新及临床应用。现将徐老防治食管鳞癌放射性肺炎的临证经验介绍如下，以飨同道。

1. 食管癌的病因病机

《增韵》云："噎，食窒气不通。"《释名》云："隔，塞也。"金代医家张戴人认为，噎膈是一种进食梗噎、饮食难下的病证。食管鳞癌主要临床表现为吞咽不顺、饮食难下、胸膈疼痛等，与古病"噎膈"食物吞咽受阻，或食入即吐之症状相似，中医学现将其归为"噎膈"范畴。"噎膈"多由忧郁忿怒、酒食不节、过劳伤形，导致肝郁、脾虚、肾伤，形成气郁痰凝、血瘀津枯等一系列病理变化所致。病位主要在食管和胃，但是与肺、脾、肝、肾等脏的功能失调相关。初期以实证为主，日久渐成虚证，病性总属本虚标实。实者是指气、痰、瘀搏结，阻隔于食管、胃脘所致；虚者属脾肾亏虚，津血日渐枯竭而成。放射性肺炎临床常表现为低热、干咳少痰、胸闷喘促、神疲气短等，属中医学"咳嗽""肺痿"范畴。中医学认为，肺为娇脏，射线为火热毒邪，热毒侵扰，燥热伤肺，气阴两虚，最易引起神疲乏力、气短自汗；同时肺又为贮痰之器，痰热相搏，瘀阻肺络，肺失宣发，引起咳嗽咳痰和胸闷喘促，瘀阻日久则见发热。因此，放射性肺炎的发生多与热毒痰瘀、气阴两虚有关，治当益气养阴以润燥、清热解毒兼化瘀。

徐老结合多年临床经验发现，食管癌经手术、放疗、化疗等治疗，易热灼津液，气阴两伤，进而化火、灼液成痰、血凝成瘀，发为喘促、胸闷、干咳、发热、口渴、痰白或微黄等症。元代朱丹溪《脉因证治》将"噎膈"的治法总结为"润养津血，降火散结"。清代沈金鳌《杂病源流犀烛》关于"肺痿"主张"养气、养血、清金、降火"。徐老治疗本病结合中医典籍"噎膈""肺痿"治法之精华，紧扣本病气阴两虚之主要病机，以清热解毒、益气养阴为主要治法。仔细揣摩，其学术思想在继承中医经典的基础上不断创新，并运用于临床，疗效甚佳。

2. 食管癌的临证思路

（1）未病先防，既病防变。《黄帝内经》云："上工治未病，不治已病。"随着现代研究的进展，中医"治未病"的思想也逐渐受到西医同道的广泛关注。徐老认为，对于食管鳞癌的治疗，中药在放疗期间的早期干预，符合中医"治未病"的防治原则，临床效果显著。

关于"治未病"，徐老认为，第一是"未病先防"，即在食管癌放疗前，中医药提前介入治疗，从而延缓放疗损伤的发生，降低放射性肺炎的程度；第二是"既病防变"，即对于患者身上已经产生的不良反应，临床可以通过清热解毒、益气养阴以及机体整体调控等方法，来增强患者的免疫力，提高其对抗癌症的能力，并将被动防御转变为积极治疗，从而改善癌症患者的不适，合理控制肿瘤的复发和转移，使防治更具有前瞻性。研究表明，早期使用中药干预产生的积极效应，是因为中药有增强免疫力、改善血液流变、加速细胞凋亡、保护胃肠功能、抗感染等功能，能获得扶正抗癌的佳效，具有一定的药理学研究支持，从而彰显中医药防治放射性肺炎的独特优势。

（2）创制新方，灵活化裁。《黄帝内经》有名言"正气存内，邪不可干"。清代医家余景和《外证医编》明确指出 "正气虚则成岩"。徐老经过多年临床观察，发现肿瘤患者多"正气不足，阴液亏虚"，认为这是由于恶性肿瘤异常增生，易于扩散，耗伤正气，长期销铄精、血、津、液，导致阴精亏损，最终形成阴阳两虚。食管癌患者本就气血亏虚，再加上放射线火毒炽盛，致肺热叶焦，胃失和降，津伤血燥，临床多见食管干涩、吞咽不顺、胸骨后灼烧疼痛感、咳嗽少痰、胸闷气喘、舌质红、少津而干、脉细数等气阴两伤之象。所以，临证常抓住"热毒侵袭，气阴两虚"这一主要病机，以汉代张仲景《伤寒杂病论》中的麦冬汤及清代郑纪元《重楼玉钥》中的养阴清肺汤为底方化裁，创制出"养阴清肺解毒方"，具体组成：南沙参15g，北沙参15g，天冬12g，麦冬12g，炒白术12g，生黄芪15g，仙鹤草15g，蒲公英15g，白花蛇舌草15g，金荞麦20g，浙贝母12g，苦杏仁10g，怀山药15g，炒谷芽12g，炒麦芽12g，急性子3g，生甘草3g。方中南沙参、北沙参、天冬、麦冬入肺、胃二脏，清养肺胃之阴；白术、生黄芪健脾润肺、补气生津；仙鹤草、蒲公英、白花蛇舌草补虚清热、解毒散结；金荞麦、浙贝母、苦杏仁清热化痰、润燥软坚；怀山药与炒谷芽、炒麦芽固护脾胃，补而不腻；急性子软坚散结、破血消积；生甘草清补兼施，调和诸药。全方遵循"益气养阴、清热解毒"之根本治则，兼顾扶正护胃，生动地诠释了徐老防治食管癌放射性肺炎之整体观念。

同时，在主方不变的前提下，根据患者的症状随证加减，徐老临证常从"噎、吐、痛、梗"入手。进食难下者加人工牛黄、山慈菇、蜂房，呕吐者加代赭石、姜半夏、苏梗，疼痛者加川楝子、白芍、元胡，梗噎不顺者加天葵子、威灵仙、壁虎等，都取得了较为理想的疗效。

（3）调畅情志，心身同治。《黄帝内经》云："喜则气和志达，荣卫通利。"最早指出积极的心态可预防肿瘤的发生。肿瘤患者由于情绪焦虑、癌痛、抗肿瘤治疗及其不良反应导致躯体不适及缺乏社会支持，具有一定程度上的精神心理障碍。放射性肺炎的西医防治疗效又有限，患者容易产生恐惧、悲观、绝望之心理。情志不畅，气机郁滞，久则伤阴，气阴两虚，正虚邪盛，病情加重。所以，临证时徐老不但强调重视药物作用，而且十分注重心理疗法。一方面，给患者心理上的安慰和鼓励，加强其克服癌症的信心和勇气；另一方面，予以中医药干预调理，临证处方常加理气安神、调畅情志之品，如煅龙骨、煅牡蛎、夜交藤、郁金、香附等，使其气阴平衡，枢机得利。

3. 病案举隅

患者男，70岁，2018年5月5日初诊。主诉：食管鳞癌术后放疗后2年。

2016年4月10日患者因出现"进食梗阻",至南京某医院就诊,胃镜检查病理示:食管鳞癌。2016年5月行食管癌根治术,术后病理示:非角化型鳞癌,大小5cm×4cm×3cm,浸润至食管全层,切缘(-),淋巴结见转移(3/21),术后分期ⅢA($T_3N_1M_0$)期。术后行局部放疗同步化疗(用药方案:紫杉醇+奈达铂),放疗后患者反复出现进食梗阻,吞咽困难,咳嗽咳痰。2018年3月由江苏省中医药研究院(江苏省中西医结合医院)呼吸科收住院,胸部CT检查示:右上肺牵拉性支扩合并肺感染(考虑放射性肺炎可能)。目前患者诉进食困难,咳嗽咳痰、痰色白,口燥咽干,低热耳鸣,胸闷气促,活动后加重,疲乏无力,纳寐一般,二便正常,舌红、苔少,脉细数。辨证:津亏热结,气阴两虚。治法:益气养阴,清热解毒,兼以补益肺肾。处方:南沙参15g、北沙参15g、天冬12g、麦冬12g、生黄芪15g、炒白术12g、仙鹤草15g、蒲公英15g、白花蛇舌草15g、金荞麦20g、浙贝母12g、法半夏10g、苦杏仁10g、怀山药15g、怀牛膝15g、枸杞子15g、红景天12g、炒谷芽12g、炒麦芽12g、生甘草3g。14剂,水煎服,每日1剂,早、晚温服。

2018年5月19日二诊:服药后精神有所改善,胸闷气促、疲乏无力较前减轻,耳鸣不著,现仍感进食梗阻,咳嗽少痰,低热,舌淡、苔白而干,脉虚细。此乃肺肾双亏、热毒侵袭、气阴不足所致。加郁金10g、陈皮10g、紫菀10g、苏梗10g、川石斛12g、急性子3g,去怀牛膝、枸杞子。14剂。煎服如前法。

2018年6月2日三诊:服上方后进食顺畅,余症较前改善,纳寐可,二便可,舌淡红、苔白,脉细。二诊方继服14剂,煎服如前法。嘱患者坚持以初诊方加减调治,保持心情愉悦,定期复查。定期随访,患者症状好转,情志顺畅,病情稳定。

【按语】食管鳞癌患者手术加放疗后,多正气虚弱,气痰瘀搏结,日久伤肺,出现咳嗽咳痰、胸闷气促、低热之症。故采用扶正祛邪之法,南沙参、北沙参、天冬、麦冬、生黄芪等气阴双补;蒲公英、白花蛇舌草、仙鹤草等清热解毒;法半夏、陈皮、白术、苏梗化痰散结;怀牛膝、枸杞子、红景天补肾益阴,以奏金水相生之效;酌加炒谷芽、炒麦芽、怀山药,既可扶助正气、奋起抗邪,又可防攻逐之品再伤胃气。徐老此方立足肺肾,扶正祛邪,再配合心理疏导,坚持心身同治,终使疾病得以好转和控制。

（四）胃癌根治术后反流性食管炎辨治五法

胃癌是全球常见的消化道恶性肿瘤之一，根治性手术是目前治疗胃癌最有效的方法。反流性食管炎（reflux esophagitis，RE）是胃癌术后最常见的并发症，其发病率高达50%～70%，严重影响患者的生活质量。胃癌根治术后并发RE属于功能性病变，主要由于术后消化道结构的改变，手术损伤食管下端以及贲门处的抗反流瓣，导致含消化酶的液体包括胰液、胆汁等反流进入食管，腐蚀黏膜，引起患者不适。尽管外科医生采用了很多重建方法来预防RE的发生，如间置空肠法、回结肠带胃术、Roux-Y吻合术、Lahey法或双Braun吻合术等，但仍有1/3～1/2患者存在RE。目前西医治疗主要以促胃动力和抑酸为主，但RE复发率仍为80%，其反复发作严重影响了患者术后恢复以及放疗、化疗抗肿瘤治疗。RE在中医古籍中属"吐酸"范畴，即胃中酸水上泛、不咽下而吐出的病证。中医认为，胃癌术后，脾胃受纳不足，胃气受损，中焦运化失司，不得腐熟水谷精微，致气血阴阳亏虚；又因手术创伤影响气化功能，致气滞血瘀，肝气乘脾，犯胃失和上逆则形成本病。中医药在治疗胃癌术后RE方面具有显著优势，笔者在临床诊疗中注重辨证论治，以中医药基础理论为指导，将胃癌根治术后RE辨证治疗总结为五法，收到满意疗效，现总结如下。

1. 调寒热和阴阳，辛开苦降泻心汤

半夏泻心汤首见于汉代张仲景所著《金匮要略·呕吐哕下利病脉证治》。方用：半夏9g，干姜、炙甘草、人参、黄芩各6g，黄连3g，大枣4颗。本方君以半夏，功效止呕降逆、除痞散结；臣以干姜，味辛性热、温中散寒，黄芩、黄连苦寒、清热泻火、开痞除满；佐以人参、大枣温补脾气，与半夏相配，一散一补复脾胃升降之常；使以甘草补脾调和，以奏清上温下而平调寒热，和中降逆以复中焦气机升降之效。胃癌根治术后患者中气虚弱，寒热互结，导致升降失常，见心下痞满而不痛、胃脘不适常呕吐、舌苔黄白腻之症，当以调和脾胃为根本治法，应以半夏泻心汤平调寒热、散结除痞。临床辨证胃酸较多者可加乌贼骨、吴茱萸、浙贝母等降逆止呕、制酸收涩；热象明显者可加山豆根、白花蛇舌草、蒲公英、半枝莲等清热解毒、散结除痞。半夏具有促进胃肠蠕动，改善胃肠功能的作用，并且可以减少胃酸分泌；黄连具有保护消化道黏膜、中和胃酸的作用。现代药理研究表明，半夏泻心汤可以双相调节胃肠蠕动，在胃肠蠕动缓慢时刺激其蠕动，而在胃肠蠕动亢进时减缓其蠕动。

2. 理胃气化痰涎，赭石旋覆痞噫蠲

旋覆代赭汤见于汉代张仲景所著《伤寒论·辨太阳病脉证并治下》。方用：旋覆花、炙甘草、半夏各15g，代赭石5g，人参10g，干姜、大枣各20g。本方君以旋覆花，功效止噫降逆、化痰下气；臣以代赭石，甘寒质重，长于镇摄肝胃之逆气，能开胸膈、坠痰涎、止呕吐；佐以半夏、生姜、人参、大枣，健脾益气，祛痰散结，降逆和胃；使以甘草，调和诸药。全方共奏降逆化痰、益气和胃之功，对胃癌术后见心下痞硬，反胃呕逆，吐涎沫，噫气不除，舌苔白滑，脉弦弱的胃虚痰阻，气逆不降之证疗效甚佳。胃癌术后损伤脾胃，运化失司，导致痰浊内阻，胃脘痞闷胀满而出现嗳气、吐酸、恶心等，治当益气补虚、化痰降逆，以旋覆代赭汤治之。临床辨证呃逆较重者，可重用代赭石降逆止呃；痰浊较多者，可加陈皮、茯苓等化痰和胃。现代研究证明，旋覆代赭汤具有止呕与促进胃肠动力的作用，并且在组织形态学水平上可明显改善食管黏膜损伤及病理情况。

3. 清胆热祛痰湿，加味温胆利枢机

温胆汤主治痰热上扰，胆胃不和之呕吐、惊悸、呃逆等症。临床治疗胃癌术后RE之痰热上扰多用加味温胆汤，在温胆汤的基础上加以疏肝泄热、和胃降逆之品，以达清热化痰、疏肝和胃之效。加味温胆汤方用：竹茹、代赭石、茯苓各15g，半夏、陈皮、厚朴、栀子各10g，枳实、黄连、甘草各5g，川楝子6g，吴茱萸3g。本方君以竹茹，功效除烦止呕、清热化痰；臣以代赭石降逆清热，用于痰郁化热泛酸之证效佳；半夏、茯苓、陈皮祛湿化痰；栀子、黄连、吴茱萸清热泻火；枳实、川楝子、厚朴疏肝泄热。全方和胃降浊、疏肝泄热，适用于胃癌术后肝胃不和、痰浊内生、胃脘郁滞、郁久化热而出现烧心、泛酸的症状。胃癌术后患者胃气较虚，可减少代赭石、川楝子等，加茯苓、半夏等健脾化痰，不可过用苦寒之品而使胃气更伤。现代药理研究证明，竹茹有较好的抗菌作用，黄连和吴茱萸通过两药剂量的调整能够很好地抑制胃酸的基础分泌及五肽胃泌素诱导的泌酸作用，川楝子有兴奋肠平滑肌的作用，枳实可促进胃排空和小肠蠕动速度、增加胃肠道节律收缩。

4. 舒肝郁清胃火，左金连萸六比一

左金丸首见于元代朱震亨所著《丹溪心法》。方用：黄连9g，吴茱萸1.5g。本方君以黄连，其苦寒，清泻肝胃之火，清肝火而不犯胃，清胃火而降其气；反佐以辛热开郁之吴茱萸，在大剂寒凉药中，使肝气条达而不助热，使郁热清泄而无凉遏。一清一温，苦降辛开，共奏止呕降逆、泻火舒郁之功。本方可用于胃癌术后出现胸骨后烧灼痛，嘈杂吞酸，呕吐口苦，舌红苔黄，脉弦数的肝火犯胃之证。胃癌根治术后RE主要是由于患者术后气机不畅，肝功能失调而致肝郁化火，且术后患者津液受损，阴虚化火，更助肝火上炎之势。因此，不管从症状还是病机，左金丸都是治疗胃癌根治术后RE的良好选择。临床辨证吞酸重者，可加煅瓦楞、海螵蛸制酸止痛；胁肋痛甚者，可加四逆散化裁以增和胃疏肝之效。现代药理研究表明，左金丸能减少胃酸分泌而保护胃黏膜，同时可抑菌、镇痛、抗溃疡。

5. 降呃逆止胃噫，丁香柿蒂温胃气

丁香柿蒂汤具有温中益气、降逆止呃的功效，临床常用于治疗呃逆之胃中虚寒证。中医药治疗的特点在于同病异治，异病同治，关键在于辨证，临床治疗胃癌根治术后RE见胸骨后及胃脘部烧灼感、隐痛不适、泛吐清水、喜温喜按、纳呆神疲，甚者大便溏薄、手足不温、舌质淡、脉软弱之脾胃虚寒之证多用丁香柿蒂汤温中益气、降逆止噫。本方由丁香6g，生姜9g，柿蒂9g，人参3g组成。君以丁香温胃行气，柿蒂降逆止呃；臣以生姜温中降逆；佐以人参补中益气。全方共奏止呃降逆、益气稳中之功。胃癌术后脾胃损伤，脾虚胃弱，升清降浊之职失司，宿食痰饮停于胃内而不得运化，上逆至食管而并发RE。治疗的根本在于温中益气、健脾养胃、降逆止呕。临床辨证痰阻气滞者，可加二陈汤化裁以理气化痰；胃气不虚者，可减人参。现代药理研究表明，丁香柿蒂汤可抑制膈肌和小肠收缩，促进胃排空，柿萼的甲醇提取物（PCE）对人类肿瘤细胞有细胞毒作用。

【按语】胃癌根治术后患者往往正气受损，脾胃虚弱，属于中医"正虚"范畴，故该病在整个治疗过程中以益气健脾为根本。本病辨证应与一般的RE相区分，在明确正气亏虚的基础上，紧抓寒、热、虚、实、痰浊、气郁等病理因素，予清热化痰、温中散寒、平调寒热、疏郁泻火、降逆止呃等治疗，在临床上能取得满意的效

果。本病患者处于胃癌术后，胃气亏损，气血生化之源，临床用药时应注意顾护胃气，避免出现苦寒伐胃、滋腻碍胃等情况。胃癌术后 RE 临证病情变化多端，治疗不可局限，应根据临床实际情况进行辨证治疗。我们在查阅文献时发现本病的临床研究较少，辨证分型尚未明确统一，故临床用药还需更多设计严谨的循证医学的支持与补充，为探索中医药在肿瘤领域的发展与创新之路夯实基础。

四、病证互参，明晰方药

（一）徐荷芬辨治大肠癌常用角药撷萃

大肠癌包括结肠癌和直肠癌。目前以手术切除病灶联合放、化疗的方式，患者预后不大乐观。免疫治疗和靶向药物治疗是新兴的治疗模式，却也有一定的局限性和针对性。患者发病早期大多以便血、排便习惯的改变为主，多数情况下未能引起重视，因此首次就诊可能就已发展到中、晚期。面对现代医学治疗的盲点，中医药在改善患者生活质量、减慢疾病进展速度和减少放、化疗后不良反应方面发挥了很大的作用。

角药以其短小精悍、配伍精良而著称。角药将中国古代"天人合一"的哲学思想作为指导，以整体观念和辨证论治为前提，根据中药性味归经、七情等原则，采用具有相须相使或相反相成等作用的一组三味药物。在方中或许承担"君药"作用，或许承担"次药"作用，也可单独成方。它最早见于《黄帝内经》"君一臣二，奇之制也"，并最早应用于《伤寒杂病论》，如麻黄附子细辛汤、小陷胸汤（黄连、半夏、瓜蒌）、排脓散（枳实、芍药、桔梗）等。三味中药通过相互配伍，既可以实现协同增效、多管齐下的作用，又可以通过相反相成来实现减毒杀毒作用。

1. 强调养阴固本

徐荷芬教授在临床诊治中常将养阴固本贯穿始终。大部分大肠癌患者伴有阴虚的征象，一方面"癌毒"常被视为阳邪，在其发展过程中势必会损耗阴精阴血；另一方面大肠癌的主要病机是湿热与瘀毒相合，湿为阴邪，热为阳邪，若失治误治，徒祛湿，一味温燥淡渗则更容易助热伤阴，热邪不但不除，反而会更加伤阴，即是"徒祛湿则热仍在"。在临床诊疗过程中，化疗被视为热毒，热盛则伤阴。经过化疗之后，患者大都有舌红、苔少，脉细数等阴津亏耗的症状，也会出现口渴口干、毛发脱落、骨髓抑制和胃肠道反应等。朱丹溪曾提出："阳常有余，阴常不足。"故徐老在治疗大肠癌的过程中强调养阴固本，常采用南沙参、北沙参、川石斛养阴清肺、益胃生津，天冬、麦冬、杭白芍上养心肺、中益脾胃、下滋肝肾。此两组角药是养阴固本的常用药组。

2. 提倡肺与大肠同治

徐荷芬教授在治疗大肠癌时提倡肺与大肠同治。《黄帝内经·灵枢·经脉》提出手太阴肺经与手阳明大肠经相表里，在疾病过程中两者可互相影响。肺主气司呼吸，主一身之气，对全身气机都有调节作用，故肺气调达有利于大肠腑气通畅。徐老常加金荞麦、苦杏仁、浙贝母清热化痰、排脓解毒。

3. 面对不同的证采取不同的治法

大肠癌的发展是一个综合演变的过程，不同的演变阶段面对不同的证采取不同的治法。李中梓在《医宗必读·积聚》提出积聚的治疗分为初、中、末三个阶段。大肠癌初期邪气尚盛，"邪气盛则实，精气夺则虚。"临床上常见腹部肿块、腹痛腹胀、黑便、便秘腹泻交替出现，癌毒壅盛，此时宜攻宜消，常用角药为仙鹤草、白花蛇舌、蒲公英，此三者消毒抑癌；随着疾病的发展，正气不断消耗，此时不能一味地攻邪，要辅佐补益之法；疾病后期，气血阴阳被不断耗竭，此时应以补法为主，故以黄芪、白术、太子参益气生津，再酌加补骨脂、炒杜仲、骨碎补补肾壮阳，尤适用于肿瘤患者晚期气阴两虚，渐至阴损及阳者，或用枸杞子、桑椹、女贞子补肝肾阴虚，使阴复阳生。

4. 病案举隅

患者女，57 岁，2018 年 4 月 14 日初诊，主诉：直肠癌术后 5 月余。患者于 2017 年 11 月 9 日在南京某医院行直肠癌根治术。术后病理示：直肠腺癌Ⅱ级溃疡型，瘤组织侵犯全层，近浆膜外纤维脂肪组织，切缘（-），淋巴结未见转移（0/5），术后未行化疗。目前一般情况尚可，纳呆少言，寐不安，大便日行 4～5 次，成形，腰背疼痛，舌淡红、苔薄白，脉细。辨证：气阴两虚，津液亏耗，治法：益气活血，养阴固本，益肾填精。处方：太子参 12g，生黄芪 15g，丹参 12g，生薏苡仁 20g，白术 12g，白芍 12g，仙鹤草 30g，白花蛇舌草 30g，蒲公英 20g，马齿苋15g，地锦15g，诃子15g，芡实15g，枸杞子15g，桑椹15g，女贞子15g，制黄精15g，红景天15g，补骨脂10g，骨碎补10g，杜仲10g，佩兰10g，炒谷芽10g，炒麦芽10g，甘草3g。14剂，每日1剂，水煎400mL，早、晚温服。

2018年4月28日二诊：患者诉乏力改善，小便次数减少，纳食可，夜寐安，舌淡红、苔黄，脉细。效不更方，于上方加生山楂15g、土茯苓20g、怀山药15g。14剂，每日1剂，水煎400mL，早、晚温服。同时配伍院内制剂消瘤胶囊，每日3次，每次5片。后患者以首诊方随证加减，病情平稳。

【按语】该患者以直肠癌术后为主诉，大肠癌多以邪实正虚见证，用仙鹤草、白花蛇舌草、蒲公英抗癌解毒，马齿苋凉血止痢。纳呆少言，脉细是为脾气亏虚，津液精微不能输布肌肉，故用太子参、黄芪、丹参益气养血，薏苡仁、白术、山药健脾益气；大肠癌治疗过程中徐荷芬教授常注意养阴固本，所以用枸杞子、桑椹、女贞子补肝肾之阴，更加补骨脂、骨碎补、杜仲补脾肾之阳，气血阴阳兼顾。

大肠癌多正虚为本，邪实为标。针对各阶段大肠癌患者的临床症状，常采用扶正补虚、祛湿清热、抗癌解毒和健脾益气的治法。根据徐荷芬教授经验，运用多组角药成方可获得更好的疗效。

（二）徐荷芬治疗肿瘤角药运用举隅

角药是将三种中药联合应用，互为犄角，其以中医基本理论为基础，以辨证论治为前提，以中药性味归经为配伍原则，是在对药基础之上的扩展与延伸，证之临床，却有良效。

徐老认为，肿瘤发生虽成因复杂，但总不离乎"正虚毒结"，且肿瘤常呈异常增生，易于侵袭，日久耗伤正气，销铄阴液，因此在治疗上，徐老宗《张氏医通·积聚》"善治者，当先补虚，使气血壮，积自消也"之观点，主张"扶正固本，养阴为要"。徐老临证善于将功效相近或伍用后有特殊治疗作用的角药成组加减运用，以期相须相使，增效减毒，经数十年临床观察，运用此法加减组方，效果显著，现将徐老运用角药治疗肿瘤的心得总结如下。

1. 常用角药

（1）仙鹤草、白花蛇舌草、蒲公英。仙鹤草又称龙牙草、脱力草，味苦涩，无毒，有收敛止血、止痢、杀虫、脱力补虚的作用。白花蛇舌草味苦、淡，性寒，可清热解毒、消痈散结、利尿除湿。蒲公英味苦甘寒，可清热解毒、消肿散结、利湿通淋，《本草求真》谓其"入阳明胃、厥阴肝，乳痈、乳岩为首重焉"。三药伍用，补虚清热、解毒散结，且仙鹤草清中具补，实为治瘤佳药。徐老认为，肿瘤初期宜攻宜消，中期宜消补兼施，后期宜补虚扶正，故肿瘤初期以上药伍用生薏苡仁以去毒邪之势。现代研究亦表明，上述药物均有良好的抗肿瘤作用。

（2）金荞麦、苦杏仁、浙贝母。金荞麦清热解毒，排脓祛痰，尚有健脾消食之功，尤宜于肺癌而见咳嗽痰多者，其补土生金，一药而具多效。现代药理研究亦证实，金荞麦抗瘤谱广泛，对肿瘤细胞侵袭及转移扩散具有明显的抑制作用。苦杏仁止咳平喘，润肠通便，《珍珠囊药性论》言其可"除肺热"，用治"上焦风燥，胸膈气逆，大肠气秘"。浙贝母苦寒入心肺，清热化痰，散结消痈，且"开宣肺气""凡肺家夹风火有痰者宜此"（引自《本草纲目拾遗》）。因此，肺癌咳嗽、咳痰，甚则咯脓血等阴虚肺热患者，徐老常配伍上品，以清热化痰、排脓解毒。

（3）南沙参、北沙参、川石斛。南沙参和北沙参均味甘性微寒，入肺、胃二经，养阴清肺、益胃生津，而南沙参独有补气化痰之效，《本草从新》谓其"专补肺阴，清肺火"，其补养肺阴之力可见一斑。川石斛入胃、肾二经，益胃生津、滋阴清热，《神农本草经》称其独具"强阴"之功。三药伍用，养肺阴、益胃津、滋肾阴、退虚热。尤宜于放、化疗后出现皮肤干燥脱屑、咽干口渴、舌质干红、脉细数等阴液亏损者，伍用上品，疗效颇佳。

（4）天冬、麦冬、杭白芍。天冬和麦冬味甘苦寒，共入肺、胃二经，养阴益胃、清肺生津。天冬归肾，清火润燥；麦冬入心，除烦安神。白芍味酸入肝，养血敛阴，柔肝止痛。三药伍用，上养心肺、中益脾胃、下滋肝肾，可使三焦得润，阴液得复。徐老常将此药组与南沙参、北沙参伍用，实乃养阴固本方之肱骨药对。

（5）枸杞子、桑椹、女贞。枸杞子、桑椹、女贞子均入肝、肾二经，均可滋补肝肾、明目乌须、润燥生津。《神农本草经》谓枸杞子可"补益精气，强盛阴道"；《本草备要》载女贞子可"益肝肾，安五脏，明耳目，乌须发"；《滇南本草》载桑椹可"益肾脏而固精"，且"久服黑发明目"。徐老认为，肝肾之阴为一身阴气之统帅，肿瘤晚期患者"大骨枯槁，大肉陷下"，气血津液亏损之极，故徐老常在上药基础上加伍墨旱莲重滋肝肾之阴，以期阴复阳生。现代药理研究证实，枸杞子及女贞子具有良好的免疫双向调节作用，对放、化疗所致白细胞减少有缓解作用，并可降糖保肝，延缓衰老。

（6）生黄芪、生白术、太子参。生黄芪专入肺、脾二经，兼具补气健脾、升阳举陷、益卫固表、利尿消肿、生肌等功效，实乃"上中下内外三焦之药"（引自《汤液本草》），《日华子本草》亦载其"助气壮筋骨，长肉补血"。生白术则主入中焦脾胃而具健脾益气、燥湿利水、止汗之效，近代医家张锡纯言白术"具土德之全，为后天资生之要药"。太子参甘平，补气生津、健脾润肺。此三药为徐老最常用角药，因肿瘤患者脏气本已虚乏，加之标实之邪渐著而使正气更伤，渐至气、血、阴、阳亏虚。黄芪、白术可大益脾肺之气，中气足则气血生化有源，肺气充则固表御邪之力强，加之太子参益气生津，可使气阴具复。研究表明，上述三药均对人体免疫系统具有较为广泛的调节作用，可全面提高免疫防御和免疫监视作用，具有非常好的抗肿瘤前景。

（7）补骨脂、炒杜仲、骨碎补。补骨脂温肾助阳、纳气、止泻。《本草经疏》言其"能暖水脏；阴中生阳，壮火益土之要药也"。炒杜仲补肝肾、强筋骨，研究表明，杜仲所含杜仲总黄酮可清除自由基，通过下调 Bcl-2 蛋白表达、上调 Bax 蛋白表达来促进细胞凋亡，从而具有良好的抗肿瘤作用。骨碎补补肾强骨、续伤止痛，徐老言其"转移至骨者用之效佳"。肿瘤患者早期气阴两虚，渐至阴损及阳而有畏寒怕冷，手脚不温等症，伍用上品，可补肾助阳，此乃"阴得阳助而源泉不竭，阳得阴助而生化无穷"之理。

（8）炒谷芽、炒麦芽、鸡内金。肿瘤患者正气匮乏，毒瘤侵袭，加之放、化疗不良反应而使得中焦脾失健运，胃阴乏竭，出现食欲不振、呕吐吞酸之症，徐老每遇此症，常用炒谷芽、炒麦芽、鸡内金以醒脾开胃，消积化食，增进食欲。临证伍用上品，作用有二：脾胃乃一身正气之源，中焦土运得健，后天得养，正气即可来复，此其一也；补阴之药常多滋腻，守而不走，加入上述角药，以成动静结合之势，使补而不腻，此其二也。

（9）其他。徐老临证用药灵活多变，其他常用角药如怀山药、制黄精、炒杜仲伍用以补气养阴、补肾强骨，合欢皮、夜交藤、郁金伍用以养血清心、解郁安神，猪苓、茯苓、白术伍用以淡渗利水、健脾和胃。诸如此类，不胜枚举。

2. 病案举隅

患者女，67岁，2014年1月17日因"咳嗽2个月"入院，查：CEA 202.7U/mL，CA-125 276U/mL，CA-155 35.2U/mL，CA-199 283.59U/mL。纤维支气管镜检查示：左肺占位。组织活检病理回报：见重度异型性细胞团，考虑非小细胞肺癌。予EP方案化疗2个疗程，因患者不能耐受化疗不良反应，遂于2014年3月27日至徐老门诊就诊。刻下：患者咳嗽，以干咳为主，夜间较甚，疲乏无力，口干，微盗汗出，纳差，便秘，3～4日一行，舌淡红少津，脉细。辨证：气阴两虚。治法：补气养阴，扶正祛瘤。处方：南沙参15g，北沙参15g，生黄芪15g，太子参10g，炒白术10g，生白芍12g，仙鹤草15g，白花蛇舌草15g，蒲公英15g，金荞麦20g，苦杏仁10g，浙贝母10g，猪茯苓15g，淡茯苓15g，女贞子12g，枸杞子15g，桑椹15g，怀山药15g，制黄精15g，玉竹15g，制首乌15g，炒谷芽10g，炒麦芽10g，生甘草3g。14剂，每日1剂，水煎400mL，早、晚温服。

2周后复诊，患者诉：服上方后咳嗽减轻，仍感疲乏，口稍干，饮水不多，盗汗已无，胃纳可，便秘好转，现2日一行，舌淡红、少苔，脉细。效不更方，上方去猪苓，改炒白术为生白术15g，加墨旱莲15g，14剂，煎服如前法。之后患者以首诊方加减坚持服药，定期随访，病情稳定。

（三）徐荷芬治疗大肠癌常用药组与药对经验撷英

徐荷芬教授从事中医肿瘤学临床和科研数十载，致力于肿瘤内科疑难杂病的中医药治疗，经验颇丰，见解独到，基于大肠癌形成了"补气养阴，扶正抑癌"的学术思想，临证发微，屡收卓效。现将徐荷芬教授治疗大肠癌常用的部分药组及药对经验集录如下。

1. 常用药组

（1）生黄芪、白术、白芍。生黄芪、白术、白芍是徐荷芬教授常用的药组之一。生黄芪味甘，性微温，归脾、肺二经，具有补气健脾、益卫固表之效，《本草经集注》言其"益气，补虚"；《汤液本草》又言其为"上中下内外三焦之药"。

现代药理研究表明，黄芪具有调节免疫、抗骨质疏松、改善记忆力、调节血糖、抗肿瘤等作用。白术味苦甘，性温，入脾、胃二经，燥湿，健脾，益气，《长沙药解》谓其"补中燥湿，最益脾精，大养胃气"，《本草通玄》载其"补脾胃之药，无出其右"，其补益中焦脾胃之效尤佳，被张寿甫誉为"后天资生要药"。现代药理研究表明，白术具有抗炎、抗菌、抗癌、保护神经、调节免疫、改善糖代谢、改善胃肠道功能、调节肠道菌群、促进肠道黏膜溃疡和伤口愈合等作用。白芍味酸苦，性平、微寒，归肝、脾经，具有养血调经、敛阴止汗、柔肝止痛、平抑肝阳等功效。《本草经集注》言其"通顺血脉，缓中，散恶血，逐贼血"。《本草纲目》又言"白芍益脾，能于土中泻木"。敦煌《辅行诀》载方61首，其中含白芍对药22首。白芍中主要含有白芍总苷，包括芍药苷、芍药内酯苷、氧化芍药苷等成分。现代药理研究表明，白芍不仅具有免疫调节、抗炎、肝保护等作用，还具有脑及神经保护、心血管保护、肾脏保护和抑制细胞增殖等多种作用。《黄帝内经·素问·评热病论》云："邪之所凑，其气必虚。"生黄芪、白术、白芍合用，益脾土而化气血，扶正气以抑癌毒，白芍又可制约白术之温燥。徐荷芬教授临证处方遣药灵活有度，无论寒热，兼有乏力或气喘者，可用之。

（2）南沙参、北沙参、石斛。南沙参、北沙参、石斛是徐荷芬教授养阴常用的药组之一。南沙参味甘，性微寒，归肺、胃二经。具有养阴清肺、益胃生津、化痰益气等功效。《汤液本草》言其"补五脏之阴"。《日华子本草》载其"治一切恶疮疥癣及身痒排脓，消肿毒"。北沙参味甘苦，性凉，归肺、脾二经，具有养阴清肺、益胃生津等功效。《本草从新》言其"专补肺阴，清肺火"。石斛味甘，性平，归胃、肾二经，具有益胃生津、滋阴清热之效。《神农本草经》载其"补五藏，虚劳羸瘦，强阴，久服厚肠胃，轻身延年"。《本草汇言》载其"开胃进食，以其有益脾胃，益心肾之功力也。故虚劳可补，羸瘦可充，筋骨脚膝可健"。现代药理研究表明，南沙参、北沙参及石斛均具有抗炎、抗肿瘤、抗氧化及免疫调节等作用。徐荷芬教授治疗大肠癌注重肺和大肠同治，固护脾胃。肺和大肠相表里，脾胃为后天之本，气血生化之源，唯有脾胃功能不受抑制，方可进食水谷，以资化源，濡养脏腑，营养全身。徐荷芬教授临证常将南沙参、北沙参相需为用，佐以石斛，三药互为犄角，滋阴清肺益胃之力倍增。

（3）仙鹤草、白花蛇舌草、蒲公英。仙鹤草、白花蛇舌草、蒲公英是徐荷芬教授治疗肿瘤时扶正抑癌惯用的药组。仙鹤草又称脱力草，始见于《伪药条辨》，味苦涩，性平，归肺、肝、脾经，具有收敛止血、截疟止痢、解毒补虚之效。现代药理研究表明，仙鹤草主要成分为黄酮类、酚类等，具有抗炎、抗菌、抗氧化、抗肿瘤、调节免疫功能等作用。白花蛇舌草味微苦、甘，性寒，入胃、大肠、小肠经，具有清热解毒、利湿通淋之效。《中药大辞典》言其"多用于消化道肿瘤"。现代药理研究表明，白花蛇舌草水提取物或醇提取物，在消化系统肿瘤的体外试验研究中，表现出抑制肿瘤细胞增殖、诱导细胞凋亡的作用。蒲公英味苦甘，性寒，归脾、胃二经，具有清热解毒、利湿通淋、消肿散结之效。朱丹溪言其"禀天地中和之性，故治诸毒"。现代药理研究表明，蒲公英具有抗癌、抗炎、提高免疫力等作用，其主要通过干预 PI3K/Akt 信号通路、NF-κB 信号通路、程序性诱导凋亡通路，以及靶向下调 lncRNA，改善细胞微环境，减少炎症因子分泌，促进脂肪酸降解和改善肠道菌群等，遏制炎症和癌症过程。徐荷芬教授认为肿瘤虽成因复杂，但其治疗万变不离"扶正抑癌"，针对大肠癌患者，常以三药伍用互为犄角，合奏扶正抑癌之效。

2. 常用药对

（1）山药与黄精。山药与黄精是徐荷芬教授治疗大肠癌时尤为推崇的药对。山药味甘，性温，入脾、肺、肾三经，具有补脾益胃、生津润肺、补肾涩精等功效。《雷公炮制药性解》谓其"补阴虚，健脾气，长肌肉，强筋骨"。《神农本草经》与《本草经集注》均言其"补中，益气力，长肌肉"。现代药理研究认为，山药含有甾体皂苷类、多糖、尿囊素、黄酮类和酚苷类等活性成分，具有抗炎、保肝、抗肿瘤、免疫调节等作用。黄精又称黄菁，味甘，性平，入脾、肺、肾三经，具有补气养阴、补脾、润肺、益肾等功效。《本草经集注》与《雷公炮制药性解》均载其"补中益气，安五脏"。《本草纲目》言其"得坤土之精粹"。现代药理研究认为，黄精含有糖类、皂苷、黄酮、木脂素、氨基酸、醌类化合物、维生素、生物碱等活性成分，具有抗炎、抗菌、抗氧化、抗肿瘤、增强免疫功能等作用。二药皆味甘，均入肺、脾、肾经，甘补和缓，二药不仅能补益肺肾之阴，而且能补益脾气脾阴，有补土生金、补后天以养先天之效。临证中徐荷芬教授常将该药对用于脾胃气阴两伤及脾肾不足的大肠癌患者。

（2）枸杞子与女贞子。枸杞子与女贞子是徐荷芬教授常用的药对之一。枸杞子味苦甘，性微寒，归肝、肾二经，具有滋补肝肾、益精明目之效。《神农本草经》载其"主五内邪气，热中消渴"。《本草经集注》载其"补益精气，强盛阴道也"。现代药理研究证实，枸杞子具有抗肿瘤、抗氧化、调节免疫、保护肺肾、延缓衰老等作用。女贞子味甘苦，性微平，归肝、肾二经，具有滋补肝肾、明目乌发等功效。《雷公炮制药性解》言其"益中气，补阴分，强筋力"，《神农本草经》载其"主补中，安五脏，养精神，除百疾"。现代药理研究证实，女贞子含有三萜类、黄酮类、糖类等活性成分，具有抗炎、抗菌、抗氧化、抗肿瘤、调节免疫功能等作用。徐荷芬教授认为，肝和大肠相通，治疗大肠癌须注重滋阴柔肝，临证中常将二药用于肝血虚或肝阴虚的患者。

3. 病案举隅

患者男，54岁，2019年7月18日初诊。患者因"排便习惯改变半年余，大便带血1月余"于2018年2月25日就诊于当地医院。完善相关检查，病理切片确诊为大肠癌，完善术前相关检查后于2018年3月4日全身麻醉下行腹腔镜下结直肠癌根治术。病理示：乙状结肠、直肠溃疡型，中分化腺癌Ⅱ期。术后做化疗6个疗程，以后放疗25次。近来患者腰酸胀，纳食不佳，遂于徐荷芬教授门诊就诊。症见精神萎靡，神疲乏力，面色少华，大便干，腰酸胀，纳食少，夜寐一般。舌红、苔厚腻，脉滑数。西医诊断：结直肠术后放、化疗后；中医诊断：肠覃。辨证：脾肾两虚，湿热内蕴。治法：益气健脾补肾，养阴清热利湿。处方：南沙参15g，北沙参15g，生黄芪15g，石斛12g，白术12g，白芍12g，仙鹤草30g，白花蛇舌草15g，枸杞子15g，杜仲15g，山药15g，黄精15g，补骨脂12g，女贞子12g，茯苓15g，红景天12g，炒谷芽12g，炒麦芽12g，佩兰12g。共14剂，水煎服，每日1剂。

2019年8月2日二诊：患者精神可，纳食可，腰酸胀及大便干症状明显好转，诉生活压力大，夜寐欠安，活动后稍有气喘，舌淡红、苔稍白，脉细数。遂在原方基础上将生黄芪量加至30g，红景天量加至20g，另加酸枣仁12g，乌梅6g，合欢皮12g。共14剂，水煎服，每日1剂。后续在此基础上随证加减，整体调治，继服 2 个月后，诸证皆减。后患者续服中药，定期随诊，病情稳定，生活质量良好，近期随访疗效满意。

【按语】本例患者为结直肠癌术后放、化疗后，临床主要表现为神疲乏力，腰酸胀，食欲下降，大便干，夜寐欠安，证属脾肾两虚、气血不足，兼有湿热内蕴。徐荷芬教授认为，患者身体羸弱，又受放、化疗药物损伤，其病机根本在于脾肾气阴两虚，继而产生诸证。故以南沙参、北沙参、石斛养阴清肺，生黄芪、白术、白芍、红景天健脾益气，枸杞子、女贞子、山药、黄精、杜仲、补骨脂滋补肺脾肝肾，茯苓、佩兰清利湿热，仙鹤草、白花蛇舌草扶正抑癌。二诊时诉生活压力大，夜寐欠安，活动后稍有气喘，故加酸枣仁、乌梅、合欢皮安神解郁、敛阴除烦。以上诸药，共奏补气养阴、扶正抑癌之功，同时兼顾诸证。随证加减治疗 2 年余，现患者病情稳定。

4. 总结

徐荷芬教授在临床运用药对、药组治疗大肠癌时药证相应，宏微相参，辨证化裁，如大便黏滞不爽者加藿香、香薷、佩兰等芳香化湿、清利湿热，疼痛剧烈者加延胡索、香附行气止痛，脓血黏液便者加地榆、白头翁清热利湿、凉血止血等，临床应用每多效验。徐荷芬教授认为，肿瘤的发生是邪正相争的过程，基本病机为正虚毒结，强调补气养阴，扶正抑癌，在临床应用时不要拘泥于形式，紧扣病机，重视辨证及性味归经，化裁灵活有度，并重视现代科研成果，衷中参西，方能在临床诊疗中做到药中肯綮，如鼓应桴。

（四）徐荷芬养阴固本法治疗肿瘤常用药对撷英

徐老在精勤研读中医古籍的基础上结合自己丰富的临床经验，认为肿瘤的发生是邪正相争的过程，基本病机为正虚毒结。《黄帝内经·灵枢·百病始生篇》言："壮人无积，虚者有之。"《医宗必读·积聚》也提出："积之成也，正气不足，而后邪气踞之。"因此，肿瘤的治疗上应当以顾护正气为主。徐老在对肿瘤患者，尤其是对放、化疗后的患者进行深入观察后认为，肿瘤的发生与阴虚有关。肿瘤患者在后期，由于长期的恶性消耗，往往呈现出大骨枯槁、大肉陷下等气血津液的亏损之象。尤其是经过放、化疗后的患者，常出现毛发脱落，骨髓抑制，皮肤色素沉着脱屑，胃肠道反应等，辨证属于阴虚的证象。徐老在临证过程中擅长使用药对，使药效相得益彰。相使相须等配伍方法的使用，每每使得患者证情大为缓解，甚至获得临床治愈。

1. 徐老治疗肿瘤常用药对撷英

（1）南沙参与北沙参。南沙参与北沙参皆入肺、胃二经，相伍使用能增强润肺胃之阴、清肺胃之热的功效。其中，北沙参清养肺胃之功效尤为显著。《本草汇言》载："治一切阴虚火炎，似虚非实，逆气不降，清气不升，为烦，为渴，为胀，为满，不食，用真北沙参五钱水煎服。"南沙参尚能补气化痰，适用于肺阴虚燥咳、痰少难咳之患者。两者相须为用，增强清养肺胃之阴的功效。此药对多用于肿瘤后期以顾护患者阴津，或与放、化疗相伍，以减轻放、化疗后出现的阴津暗耗的不良反应。

（2）枸杞子与桑椹。徐老对于辨证属于肝肾阴虚的患者，常使用枸杞子和桑椹这一药对，以滋补肝肾之阴。《本草经集注》谓枸杞子具有"补益精气，强盛阴道"的作用。现代药理研究表明，枸杞子可以促进免疫的调节作用，桑椹能滋阴养血、生津润燥。二者相伍使用，共奏滋补肝肾、增强肝肾之阴的功效。徐老认为，肾阴为一身阴气之根，肿瘤患者久病必致阴津暗耗，损伤肝肾之精血，故对于肿瘤患者，尤其是晚期患者，应注意养肝肾之阴。

（3）白芍与白术。对于肿瘤患者，徐老时时注意补养患者的气血，气血为一身之根本，气血充则神气健。因此，对于气血虚弱的肿瘤患者，徐老应用健脾柔肝之法。白术为补气健脾第一品药，用以养后天之气以充先天之气，精气充足则血化有源。白芍养血柔肝且能增强肝脏的藏血功能。因此，用白芍、白术相伍使用，以取其气血互生互化之意。现代药理研究证实，白术有一定的升白细胞的作用，白芍也有相应的促进细胞免疫功能恢复正常的功效，印证了白术、白芍增强机体免疫功能的效果。

（4）天冬与麦冬。麦冬入心、肺、胃经，能润肺养胃，生津除烦，《神农本草经》谓麦冬有"主心腹结气，伤中伤饱，胃络脉绝，羸瘦短气"之效。天冬也能养阴润燥，且入肾经，能清肺生津、养阴益肾。两药合用，养肺胃之阴，清肺胃之热，润肺胃之燥，且能兼顾心肾。徐老对药性了解之精当，令后学者钦佩。

（5）仙鹤草与白花蛇舌草。仙鹤草味苦、涩，性平，有收敛止血、补虚截疟的功效，徐老常取其补虚的作用，以补养患者的正气。白花蛇舌草具有清热解毒、利湿通淋之功效。两药相配，既可养正补虚，又可祛邪解毒，使清中有补，养正与攻邪效果兼具。

（6）补骨脂与炒杜仲。阴虚病久及阳，终至阴阳两虚，故对于肿瘤晚期出现畏寒、腰膝酸软、四肢不温等阳虚或气阴两虚的患者，徐老常应用这一药对，以温煦患者一身之阳气，增强患者的免疫力，另外，对于肿瘤晚期患者，出现骨转移者无论其有无阳虚症状，应用这一药对，以补肝肾、强筋骨，常取得满意的效果。

（7）合欢皮与夜交藤。对于有失眠症状的肿瘤患者，徐老以夜交藤和合欢皮配伍同用以养心安神，夜交藤还有养血祛风通络的作用，对于血虚不能荣养筋脉的肿瘤患者，夜交藤作用显著。合欢皮能解郁安神，大多数肿瘤患者会担心自己的病情，而导致心烦郁怒，急躁不安，《神农本草经》谓合欢皮"主安和五脏，和心志，令人欢乐无忧"。这一药对在共同起到安神的作用之外，尚能养血通络、疏肝解郁以治疗患者的兼证。

（8）藿香与佩兰。徐老对于舌苔厚腻、多涎唾、口中甜腻、口味臭浊的辨证属于湿阻中焦的患者，应用这一药对以化湿和中，往往取得佳效。两药均入脾、胃、肺经，化湿和胃，尚能去除湿热，增强患者的脾胃功能，增加患者食欲，以补充后天脾胃之气。

（9）金荞麦与鱼腥草。金荞麦不仅可清热解毒、排脓祛痰，还有健脾消食之功效，对于肺癌患者既能清其肺热，解其癌毒，促进痰浊排除体外，又能补养脾胃之气，养正以祛邪。鱼腥草为治痰热壅肺、肺痈吐脓血之要药。徐老用这一药对，治疗肺癌咳嗽咳痰较重的患者，甚至咯吐脓血等阴虚肺热的患者，与其他养正药物相配伍使用，能促进痰浊热毒从体内排出而不损伤正气。

（10）菟丝子与女贞子。对于久病阴虚及阳的患者，徐老常用菟丝子和女贞子两相配伍，一以滋阴，一以养阳。菟丝子味辛、甘，性平，为平补之品。女贞子味甘、苦，性凉，使阳升而不温燥，阴充而不滋腻。现代药理研究表明，女贞子对化疗和放疗所致的白细胞减少有升高作用。

（11）其他药对。徐老常用的对药还有：猪苓与茯苓，以淡渗利水，健脾和胃；

炒谷芽与炒麦芽，以健脾疏肝，消食和胃；半夏与僵蚕，以化痰散结；潼白与蒺藜，以益肾固本。

2. 医案举隅

患者男，44岁，于2008年12月29日确诊右纵膈鳞癌，伴右胸膜结节，心包积液，发时咳嗽伴低热，于2009年1月1日采用TPI方案进行化疗，2009年1月12日初诊，患者诉化疗过程较为顺利，化疗后无咳嗽、发热、胸痛，胃纳可，夜寐安，夜间盗汗明显，苔薄白，脉细。辨证：阴虚火旺，津液耗伤。处方：南沙参15g，北沙参15g，黄芪15g，白芍12g，天冬15g，麦冬15g，仙鹤草30g，白花蛇舌草30g，金荞麦20g，杏仁12g，猪苓15g，茯苓15g，浙贝母10g，枸杞子15g，桑椹15g，山药15g，黄精15g，红景天15g，山慈菇8g，生薏苡仁20g，山茱萸10g，炒谷芽12g，炒麦芽12g，甘草3g。服后患者病情较为稳定。

2009年2月16日二诊：此时患者已完成2个疗程的化疗方案，查尿酸偏高，患者进食尚可，舌黯红、苔薄白，中药进行调整，去炒谷芽、炒麦芽，加川石斛12g、鱼腥草20g、伸筋草20g、络石藤20g、蝉衣3g、桑白皮15g、生薏苡仁20g、鸡血藤20g。

2009年5月25日三诊：第5个化疗疗程结束。血常规检查：白细胞2.78×10^9/L，无咳嗽咳痰，脉细，苔薄白。上方加白术12g、蒲公英15g、茜草15g、杜仲15g、五味子6g。患者定期来门诊调整用药，病情较为稳定。

3. 讨论

徐老坚持以养阴固本为基本治法，随证加减，使许多患者病情稳定，甚至达到临床治愈的效果。徐老在临证过程中，常根据患者气血阴阳的偏衰而辨证地使用方药，而并非简单地使用补养作用的药物。若不进行辨证而乱用补药，不但不能使病情得到好转，反而容易适得其反。扶正的含义较为广泛，可分为扶正祛邪、祛邪安正两个方面。应用药对，往往使药物的效果增强，且两相配伍可以扩大药物的治疗范围，获得满意的效果。

（五）基于数据挖掘技术的徐荷芬治疗结肠癌用药规律研究及学术思想

采用回顾性研究方法，应用数据挖掘技术，收集、汇总徐荷芬教授治疗结肠癌的医案，研究徐荷芬教授治疗结肠癌的临床诊疗思路及学术经验，传承名老中医学术思想，为临床治疗结肠癌提供指导。

将2016年1月1日至2020年4月30日经徐荷芬教授门诊治疗的227例结肠癌医案信息收集录入Excel，建立数据库。通过Excel、SPSS Modeler 18.0及SPSS Statistics 24.0进行数据分析，对中药进行频数、药物类别、四气五味、归经、关联规则分析及聚类分析，完成数据挖掘，总结分析徐荷芬教授治疗结肠癌的用药特点，得出主要药对组合及核心方。

根据医案数据的归纳总结得出以下结果。①本研究纳入227例病例，共计469首方剂，涉及297味中药，中药使用频次达10 107次。由统计结果可知，使用频率排名前10位的中药有白花蛇舌草、仙鹤草、炒白术、山药、枸杞子、生黄芪、生薏苡仁、茯苓、黄精、南沙参。②297味中药中，补虚药、清热药、利水渗湿药占比排名前3位，其占比分别为44.42%、13.67%、8.69%。中药多以味甘、苦、辛，性平、寒、温为主，多归脾、肺、胃、肝、肾经。③基于关联规则分析得出最常用的5个药对：桑椹与枸杞子、炒谷芽与炒麦芽、南沙参与北沙参、黄精与山药、山慈菇与白花蛇舌草。④基于聚类分析得出2个核心方：一组方为党参、陈皮、丹参、诃子、芡实、猪苓、麦冬、石斛、蒲公英、山茱萸、女贞子、炒谷芽、炒麦芽、山慈菇、马齿苋、炙甘草，适用于结肠癌正气尚存、邪气旺盛之湿热蕴结证患者；二组方南沙参、北沙参、黄精、白花蛇舌草、仙鹤草、生黄芪、生薏苡仁、茯苓、炒白术、炒白芍、山药、红景天、枸杞子、桑椹、生甘草，适用于结肠癌正气亏虚之气阴两虚证患者。

通过对徐荷芬教授治疗结肠癌处方用药分析，归纳徐荷芬教授治疗结肠癌的诊疗思路。徐荷芬教授认为，结肠癌的病位在肺与大肠，以湿热毒邪为标，以气阴两虚为本。徐荷芬教授强调治疗时应注意以下4点：①坚持以扶正祛邪为主要原则；②注重强调肺与大肠同治；③辨证施治，临证注意加减化裁；④注重培补后天之本，顾护胃气。

（六）基于数据挖掘的徐荷芬治疗非小细胞肺癌用药特点与学术思想

基于数据挖掘技术统计分析徐教授治疗NSCLC的医案处方，总结徐荷芬教授治疗 NSCLC 的用药规律和学术思想，为中医药治疗 NSCLC 的临床与科研提供新的思路与方向。

采用地区通用数据处理平台 Xminer Operation Tool V1.4 和 SPSS 26.0 对处方中的辨证分型、处方用药进行统计，对中药进行频次分析、关联规则分析及聚类分析，对辨证规律、药物频次、常用药对、角药以及核心处方完成数据挖掘。通过分析用药规律，总结徐荷芬教授治疗 NSCLC 的学术思想。

纳入的 306 例医案中以气阴两虚证为主，徐荷芬教授临证最常用的是补阴药、补气药和清热解毒药，使用频率大于 50% 的中药有 30 味，其中前 6 位分别是金荞麦、杏仁、浙贝母、白花蛇舌草、南沙参、北沙参。徐荷芬教授最常用的中药组合有：金荞麦、杏仁、浙贝母、白术、桑椹、山慈菇、茯苓，以及怀山药、制黄精、桑椹，运用聚类分析得出 4 个核心处方（表 2-2）。基于用药规律研究，从病机及治法两个层面对徐荷芬教授的学术思想进行总结，徐荷芬教授认为"气阴亏虚、癌毒积聚"是 NSCLC 的基本病机，临证治疗应抓住"扶正"和"祛邪"，扶正为本、气阴兼顾，祛邪为标、解毒抗癌，并重视"和法"贯穿始终，临证灵活运用"益气养阴、解毒抗癌"之法，辨证论治、随证加减。

表 2-2 徐荷芬治疗 NSCLC 的 4 个核心处方

处方	组成
1	南沙参、北沙参、石斛、生黄芪、仙鹤草、白花蛇舌草、金荞麦、杏仁、浙贝母、枸杞子、桑椹、怀山药、制黄精、炒谷芽、炒麦芽、生甘草
2	党参、生黄芪、白花蛇舌草、金荞麦、杏仁、浙贝母、枸杞子、桑椹、怀山药、制黄精、猪苓、茯苓、白术、红景天、佩兰、炒谷芽、炒麦芽、炙甘草
3	南沙参、北沙参、生黄芪、仙鹤草、白花蛇舌草、枸杞子、桑椹、怀山药、制黄精、金荞麦、杏仁、浙贝母、红景天、川芎、白蒺藜、桑寄生、女贞子、狗脊、炒杜仲、骨碎补、夜交藤、合欢皮、生甘草
4	南沙参、北沙参、天冬、麦冬、仙鹤草、白花蛇舌草、枸杞子、桑椹、怀山药、制黄精、炒杜仲、金荞麦、杏仁、浙贝母、蒲公英、山慈菇、丹参、郁金、生甘草

徐荷芬教授治疗 NSCLC 的用药规律和学术思想包括：①扶正为本，气阴兼顾；

②祛邪为标，解毒抗癌；③辨证论治，以和相贯；④随证加减，灵活运用；⑤心理疏导，积极乐观。

五、典型案例，经验效方

（一）徐荷芬治疗恶性肿瘤验案 2 则

1. 右腹股沟汗腺癌伴骨转移案

患者男，59 岁，2014 年 9 月 10 日初诊。主诉：腰胯疼痛伴乏力 20 日。病史：患者 4 个月前因"发现右侧腹股沟肿块"就诊于某皮肤病防治所，盆腔 CT 检查示：骶椎、髂骨、股骨颈处有异常信号影，考虑为"侵袭性乳房外佩吉特病"。后转至江苏省肿瘤医院，行右侧腹股沟肿块穿刺活检术，病理示：汗腺癌。遂在该院以 TP+ 重组人血管内皮抑制素方案化疗 3 个疗程，化疗期间出现呕吐、脱发等不良反应。刻下：患者末次化疗后 20 日，消瘦，痛苦面容，站久即觉腰部及髋骨疼痛，行动不便，疲乏无力，耳鸣如蝉，口干不欲饮，胃纳欠佳，夜寐一般，二便正常，舌质偏淡、苔薄白干，脉细数。辨证：脾肾不足，气阴两虚。治法：补脾益肾，益气养阴。处方：南沙参 15g，北沙参 15g，仙鹤草 15g，蛇舌草 30g，猪苓 15g，丹参 15g，山慈菇 10g，川芎 10g，山茱萸 10g，茯苓 15g，枸杞子 15g，桑椹 15g，怀山药 15g，制黄精 15g，骨碎补 12g，补骨脂 12g，玉竹 12g，炒谷芽 12g，炒麦芽 12g，生甘草 3g。14 剂，每日 1 剂，水煎服。

2014 年 10 月 8 日二诊：服药后精神有所改善，疲乏无力感减轻，耳鸣不著，现仍感骨痛，胃纳增加，大便日行 2～3 次，质溏，舌淡、苔白，脉虚细。此乃脾肾双亏，癌毒蚀骨，气阴不足，中气不固，原方调整：去丹参、玉竹，加炒白术 15g、芡实 12g、诃子 12g。14 剂，煎服如前法。

2014 年 10 月 29 日三诊：服上方后除仍感骨痛外，余症均见好转，纳食知味，夜寐可，二便正常，舌淡红、苔白略干，脉细。初诊方继服，14 剂，如前法服。后患者坚持以初诊方加减调治，期间又至江苏省肿瘤医院化疗 4 次，复查 CT 提示病灶较前未见明显变化。随访 2 年，病情稳定。

【按语】汗腺癌是比较少见的好发于皮肤附件汗腺丰富部位的恶性肿瘤，多见于中老年人，具有浸润性和转移性，手术切除是目前主要的治疗方法。徐老认为，此患者汗腺癌癌毒增生本已损伤正气，销铄气血津液，加之化疗期间呕吐伤津，气随津脱可知；疲乏无力，口干不欲饮，纳差，脾气不足，胃阴亏虚已明；耳鸣如蝉，腰胯疼痛，肾精不足尽显。再结合患者形瘦面枯，不难辨为脾肾不足，气阴两虚。《黄帝内经·素问·阴阳应象大论》指出："形不足者，温之以气；精不足者，补之以味。"故治当滋肾养阴以固先天，补脾益气以充后天。方中以南沙参、北沙参、枸杞子、桑椹、制黄精和山茱萸滋肾水、养肾阴；怀山药、茯苓、玉竹同入中焦，以健脾益气、养阴益胃；骨碎补、补骨脂阳药入阴，阴得阳助而生化无穷；炒谷芽、炒麦芽药有两用，一防阴药滋腻碍胃，二健脾胃以促正气来复；徐老临证扶正不忘祛邪，故于方中加入仙鹤草、白花蛇舌草、山慈菇、猪苓以消瘤抗癌。现代药理研究证实，仙鹤草、白花蛇舌草、山慈菇、猪苓四药均具有良好的抗肿瘤作用。丹参一味"功同四物"，妙用无穷，其内可扶正，外可祛瘀，实乃通达之药。徐老此方立足脾肾，兼顾多面，再配合心理疏导，使患者增强抗病信心，终使病情得以控制。

2. 胰腺癌伴肝转移案

患者男，65岁，2014年1月25日初诊。主诉：腹痛3月余。病史：患者2013年10月14日因"腹痛伴体重减轻1个月"就诊于江苏省人民医院，诊断为胰腺癌。遂在该院行动脉灌注化疗1个疗程，疼痛好转。然而1个月后腹痛复作，位在右胁及剑突下，初为隐痛，后转为阵发性剧痛，并放射到背部腰肾区，曾用多种中西医疗法，效果不著。2013年12月8日行腹部CT检查示：胰腺癌动脉灌注化疗后改变，胰头、肝右后叶（310mm×214mm）占位。考虑胰腺癌肝转移。刻下：家属扶持来诊，患者形体消瘦，面色萎黄，疲劳乏力，腹痛阵作，腰背疼痛，食纳不馨，腹部气胀，睡眠欠安，口干，大便难解，3日一行，舌质红、苔黄腻、边见紫斑，脉弦滑。辨证：湿热壅盛，瘀毒互结。治法：清热祛湿，解毒化瘀，辛酸并用，苦降同施。方以左金丸合连梅饮化裁。处方：黄连3g，生甘草3g，吴茱萸2g，乌梅5g，赤芍12g，白芍12g，白花蛇舌草20g，石打穿20g，炒延胡索10g，川楝子10g，厚朴10g，莪术10g，炙僵蚕10g。14剂，每日1剂，水煎服。

2014年2月14日二诊：药进14剂后，腹痛显著减轻，发作次数亦减少，右侧腰背部疼痛基本缓解，但有束带感，二便调，口干较甚，舌黯红、苔薄黄腻，脉弦缓兼滑。辨证：湿热瘀阻，肝胃不和。一诊方去甘草，加姜黄10g、石斛10g。14剂，前法煎服。

2014年3月16日三诊：二诊后，因事外出劳累，右上腹疼痛再次发作，然疼痛程度及持续时间较一诊时大好，现可独自前来。口唇发绀，舌质偏黯、苔腻，脉小弦缓。宗原法再进。处方：黄连3g，吴茱萸2g，乌梅5g，炒延胡索10g，川楝子10g，莪术10g，姜黄10g，炙僵蚕10g，石斛10g，天花粉10g，石打穿20g。14剂，煎服法如前。

2014年4月24日四诊：因腹痛大减，平时基本不发作，遂活动过多，近2日病情反复，腹痛隐隐，矢气频频，舌质偏黯、苔黄薄腻，脉弦缓带涩。辨证：肝脾不和，湿热毒蕴，气滞瘀阻，腑气不调。前方去石斛，加蒲公英20g，苍术10g，白术10g，党参15g，川楝子改为15g，加强行气活血、清热解毒之力，同时增加扶正之品以扶助正气。

2014年7月10日五诊：前方加减续进，服用至今，胁、腹、腰背疼痛完全缓解已2个半月，精神振作，生活自理，无明显不适。2014年7月3日再次行腹部增强CT检查示：胰头、肝右叶（310mm×119mm）占位，腹腔未见淋巴结肿大，较前片（2013年12月8日）未见明显变化。病灶获得基本控制，症状缓解。嘱原方继续服用，定期随访。

【按语】 本例患者胰腺癌确诊时已至晚期，徐老认为，此病病机为肝脾（胃）不和、气滞血瘀、湿热交结，治宜调和肝脾（胃）、清热化湿、消肿散结、理气活血。方中辛开苦降，酸收并用，经中药辨证治疗半年，胰头、肝后叶占位虽未消退，但病情得到控制，CT复查肝脏转移灶有缩小趋势。顽固性疼痛消失，精神振作，生活质量改善，获得比较满意的近期疗效。需要重视的是，本病是恶性肿瘤，发展迅速，因此，抗癌解毒之品，如川楝子、莪术、石打穿、白花蛇舌草等须重用，以加强治疗的针对性，然而，苦寒攻毒之品叠进日久，胃气损伤在所难免，故徐老于四诊方中加入白术、党参，一为扶助正气来复，二为兼制攻逐之品再伤正气。此亦徐老"扶正祛瘤"思想之体现。

（二）徐荷芬治疗上腭癌验案 1 则

患者女，42 岁，1970 年 10 月 17 日初诊。1970 年 4 月曾于右侧上腭处发现一肿块如绿豆大，略感疼痛，后渐消退。同年 9 月又出现肿块，表面高低不平并有溃疡，吞咽时有疼痛感，同年 10 月 5 日在某医院做病理组织学检查（病理号 70—3451），确诊为软腭囊性腺样癌。因患者不愿手术及化疗而来我科门诊服中药治疗。诊视右侧咽上腭有一 2.0cm×1.5cm 的肿块，表面溃破，凹凸不平，略有少量白色分泌物。苔薄，脉细弦，辨证：热毒蕴结。治法：清热解毒。处方：南沙参 12g，蚤休 15g，半枝莲 30g，紫草根 30g，白花蛇舌草 30g，桔梗 6g，甘草 3g。另服：东风片，每次 1 片，每日 3 次。

二诊：经治 12 日，患者上腭部溃疡有新鲜肉芽组织生长，又加服消瘤丸，每次 15 粒，每日 2 次，溃疡面逐渐缩至黄豆大小，吞咽时上腭已无疼痛。唯咽部红赤，自觉有异物梗阻感，有痰，苔薄黄、舌质偏红，脉细弦。热毒尚盛，夹有痰浊，改用清化痰热法。处方：白花蛇舌草 30g，半枝莲 30g，天花粉 12g，桔梗 5g，山豆根 15g，玄参 12g，法半夏 6g，蒌皮 12g，炒竹茹 5g，甘草 3g。并继续服用东风片和消瘤丸。

三诊：经 4 个月的治疗，患者上腭部溃疡面缩小至米粒大，但周围色白，时有跳痛感，苔薄黄，脉细弦。痰热郁结，改用化痰软坚法。处方：南沙参 12g，玄参 12g，夏枯草 15g，蚤休 15g，蛤壳 15g，山慈菇 9g，川贝 6g，天花粉 12g。

四诊：1971 年 9 月患者上腭部肿块消失，溃疡完全愈合，一般情况较好。至 1972 年 4 月 5 日又在某医院进行第二次活组织检查，病理示：软腭囊性腺样癌（病理号 72—5147）。以原法佐扶正固本药物调治。于 1973 年改用丸剂和膏剂，同时继续服用东风片和消瘤丸以巩固之。丸方：南沙参 90g，天冬 90g，麦冬 90g，半枝莲 240g，蚤休 240g，半边莲 240g，山豆根 60g，玄参 120g，全瓜蒌 120g，甘草 30g，上药共研细末；以蒲公英 240g、夏枯草 240g 煎汤代水泛丸。每服 6g，每日 2 次。膏方：党参 20g，天冬 20g，麦冬 20g，半枝莲 500g，蚤休 500g，白芍 120g，山豆根 120g，玄参 120g，全瓜蒌 240g，当归 120g，炙黄芪

300g，制黄精240g，制首乌240g，枸杞子500g，桑椹240g，玉竹240g，补骨脂240g，甘草60g。上药浓煎3次，去渣浓缩，加白糖1000g收膏，每次服1匙，每日3次。

以后又根据患者病情变化，随证加减施治，十余年来坚持服用中药，情况良好，能参加正常工作，上腭部病变处无特殊不适，未见转移征象。

附方：①东风片，含制马钱子、甘草；②消瘤丸，由红娘、青娘、斑蝥、九香虫、天龙、地龙、炮山甲、地鳖虫、蜈蚣、姜蚕、党参、丹参、制鳖甲、水蛭、蜂房、鼠妇虫、全蝎、白花蛇共研细末，另用煅牡蛎、海藻、昆布煎汁代水泛丸，如梧子大。

【按语】望、闻、问、切四诊，为中医诊治疾病不可缺少之程序。而每一诊又有其特定的内容。惟近世业医者于望诊有不够重视之倾向，每一见患者，辄问何病？略询数语，即挥笔处方，至于患者形态如何、神色又如何？概不暇顾。上述医话即是从望诊中获得真情，进而预测吉凶者，前人有云："望而知之谓之神。"当然，望而知之，非谓可摒弃闻、问、切诊，而是用以诊断之一助。如面色苍黄者多为肝病，面色晦黯者多为肾病；有神者昌，无神者亡，凡此等等，均为望诊中有极高之诊断价值者，吾人岂能莫视乎！

（三）徐荷芬治疗肿瘤并发症验案3则

中医学认为，肿瘤的发生是由于机体脏腑功能失调，正气亏虚，气血津液失常，气滞、血瘀、痰浊、热毒等相互搏结，日久成积，病机属本虚标实。徐荷芬在中西结合治疗肿瘤方面经验丰富，疗效卓著。笔者有幸跟诊抄方，现整理徐荷芬临证验案3则，供同道参考。

1. 胃癌腹满呕吐案

患者男，49岁，2018年7月6日初诊。主诉：贲门腺癌根治术后6月余，胃部胀满不适3月余。病史：患者于2017年10月19日进行电子胃镜检查示：食管下端糜烂，贲门溃疡。2017年11月5日行远端胃切除术+双通道消化道重建术，术后病理示：ESD术后改变，部分深肌层及周围纤维脂肪中见低分化腺癌，淋巴结（1/5）见癌转移，分期：$T_2N_1M_0$ Ⅱ期。2017年12月17日、2018年1月

10日、2018年2月4日予SOX方案化疗4个疗程，2018年2月28日肝脏MRI检查示：考虑肝脏S4段异常信号灶转移。2018年3月1日行肝脏转移瘤射频消融术，2018年3月3日至3月25日、2018年4月18日至5月13日行多西他赛+雷替曲塞化疗4个疗程，化疗过程顺利。刻下：患者诉胃脘部胀满不适，双手麻木，纳食少，流质为主，食入易吐，二便尚可，夜寐安，舌淡、苔白腻，边有齿痕，脉细。辨证：寒湿中阻，正虚邪恋。治法：温中健脾，益气解毒。处方：南沙参12g，北沙参12g，生黄芪20g，党参10g，炒白术12g，陈皮10g，佩兰10g，川朴10g，蛇舌叶20g，石打穿20g，蒲公英20g，丹参12g，川芎10g，红景天12g，刺五加12g，葛根15g，僵蚕10g，生山楂15g，炒神曲12g，生甘草3g。14剂，每日1剂，水煎服。院内制剂消瘤胶囊（原徐老养阴解毒方），每次2粒，每日3次。

2018年8月2日二诊：患者诉胃脘部胀满不适及恶心欲吐症状较前好转，精神状态较前有所改善，双手麻木，纳谷仍不香，二便尚可，夜寐安，舌淡、苔白腻，脉细。上方去佩兰、僵蚕，加木香6g。14剂，煎服如前法。

2018年10月21日三诊：复查肝脏MRI与前相仿，患者一般情况可，腹满胀痛、食后欲吐、纳谷不香症状均较前改善，双手仍有麻木，继服上方中药及消瘤胶囊。门诊随诊。

【按语】本案例辨证为寒湿中阻、正虚邪恋证，属"太阴证"范畴。徐老将《伤寒论》"……太阴，以其脏有寒故也，当温之，宜服四逆辈"结合"阳有余，阴不足"理论，提出"理中祛邪，养阴益气"的治法。胃癌术后辅助化疗，化疗药为阴毒之品，攻伐脾胃，阳气受损，而致食纳少、腹胀腹痛；气血津液生化乏源，以致阳损及阴，升降乖违，则食后欲吐；筋脉失于濡养故双手麻木；舌淡、苔白腻、边有齿痕，脉细皆为水湿内阻、本虚标实之象。《黄帝内经》云"正气存内，邪不可干"，故方中以生黄芪、党参、炒白术健脾气，南沙参、北沙参益胃阴，葛根生津，以此三组扶正气。徐老扶正兼顾祛邪，以陈皮、佩兰、川朴、生山楂、炒神曲化湿和胃止呕，白花蛇舌草、红景天、石打穿、蒲公英解毒抑瘤，丹参、川芎、僵蚕活血化瘀散结，此三组祛邪气。生甘草一能调和诸药，二能清热解毒。全方标本兼顾，故收良效。

2. 肺癌咽痛气短案

患者男，71岁，2018年10月3日初诊。主诉：确诊右下肺癌术后3年余，咽痛1月余。病史：2015年5月2日患者因反复气胸查胸部CT示右下肺叶团块。2015年8月14日于省中医院胸腔镜下行右侧肺结扎术，左下肺叶切除术+纵膈淋巴结清扫术，术后病理示：中低分化鳞癌，癌组织局部侵达胸膜，未累及主支气管，未见脉管癌栓及神经侵犯。周围淋巴结（2/10）见癌转移。术后予"紫杉醇+奥沙利铂"方案化疗1个疗程，化疗过程顺利。刻下：患者较前明显消瘦，诉咽痛，活动后气喘明显，微有咳嗽，痰白，食纳可，二便正常，夜寐安，舌淡红、舌边尖红、苔薄白，脉细沉。辨证：气阴两虚，肺失宣降。治法：补肺益肾，解毒平喘。处方：南沙参12g，北沙参12g，生黄芪12g，白术12g，猫爪叶20g，仙鹤草15g，生薏苡仁20g，金荞麦20g，杏仁12g，浙贝母10g，半夏12g，沙棘12g，刺五加12g，怀山药15g，制黄精15g，红景天12g，枸杞子（另包），山萸肉10g，炙甘草3g。14剂，每日1剂，水煎服。院内制剂消瘤胶囊，每次2粒，每日2次。

2018年10月25日二诊：患者咳嗽症状不显，无咽痛，行走多时略有气喘，上方去半夏、杏仁，加五味子10g，怀牛膝12g。14剂，煎服如前法。

2018年11月15日三诊：患者胸闷气喘发作明显减少，胸部CT检查示：肺部术后改变，未见转移。其他一般情况可，上方继服，门诊随诊。

【按语】《黄帝内经·灵枢·经别》记载："足少阴经别，上挟咽，出颐颔中，散于面，连目系。"足少阴经病证常出现咽喉疼痛。此例患者癌毒增生本已损伤正气，销铄气血津液，且化疗期间呕吐伤津，气随津脱，气阴两虚不难辨证。肺为气之主，肾为气之根，病位在肺、肾。肺失肃降，则出现咳嗽；纳气失常，常出现活动后气喘；气阴两虚故舌淡红、边尖红、苔薄白。《黄帝内经·素问·阴阳应象大论》指出："形不足者，温之以气；精不足者，补之以味。"结合目前患者体形消瘦，故治当滋肾养阴、补脾益气，以养先后天。方中沙参、怀山药、枸杞子、制黄精、山萸肉滋养先天，黄芪、白术、生薏苡仁健运后天脾土。《黄帝内经》云："有胃气则生，无胃气则死。"徐老在治疗中特别重视保护中焦脾胃的健运功能，禁忌一味苦寒攻伐之品，强调补而不腻，补中有运，攻图以缓，攻不伤正。以猫爪草、仙鹤草、半夏、红景天化痰解毒散结，刺五加补中益精，全荞麦、浙贝母、杏仁三药为徐老治疗肺癌常用角药。二诊时患者咳嗽症状不显，但行走气喘仍存在，因而去宣肺化痰之半夏、杏仁，加入五味子、怀牛膝滋肾敛肺。徐老此方立足肺、脾、肾三脏，兼顾多面，再配合心理疏导，使患者增强抗病信心，改善其生活质量，使病情得以控制。

3. 大肠癌久痢不止案

患者男，44岁，2018年11月30日初诊。主诉：黏液脓血便5月余。病史：患者2018年5月出现腹泻，外院肠镜检查示：直肠距肛门约6cm可见溃疡灶，边缘不规则隆起、结节，接触性出血，病灶致肠腔狭窄，肠镜不能通过。病理示：直肠腺癌。确诊为直肠乙状结肠交界处腺癌（$T_3N_{2a}M_1$），2018年7月5日盆腔MRI检查示：乙状结肠管壁明显增厚，局部呈软组织阴影，浆膜面毛糙，外膜面毛糙，瘤旁散在淋巴结。2018年7月9日行直肠乙状结肠癌根治术（Dixon）+回肠造口术，术后病理示：乙状结肠交界处溃疡型管状腺癌，中度分化，部分黏液性癌，侵犯神经，脉管内见癌栓，并见管状绒毛状腺瘤，两枚伴腺上皮高级别上皮内瘤变，肠系膜淋巴结（4/8）见转移癌，盆壁腹膜癌结节4枚。术后予"奥沙利铂+卡培他滨"化疗6个疗程，化疗过程顺利。刻下：患者目前大便次数增多，为黏液脓血便，量不多，下腹部及腰部时有隐痛，发热、不恶寒，小便正常，口干苦，纳可，夜寐差，舌红、苔白，脉沉。辨证：上热下寒，寒热错杂。治法：泻肝安胃，益气解毒。处方：南沙参15g，北沙参15g，川石斛12g，仙鹤草30g，白花蛇舌草20g，大蓟15g，小蓟15g，侧柏叶15g，白茅根20g，芦根20g，黄连6g，乌梅20g，桂枝15g，金荞麦20g，杏仁12g，诃子12g，芡实12g，马齿苋20g，炒神曲12g，肉桂3g，山慈菇10g，蜂房10g，生甘草5g。14剂，水煎服，每日1剂。院内制剂消瘤胶囊，每次2粒，每日3次。

2018年12月22日二诊：患者无口干苦症状，大便脓血次数明显减少，偶腹痛下坠感，上方去黄连、大小蓟、桂枝，加生黄芪12g、炒白术12g。14剂，煎服法同前。

2019年1月14日三诊：患者无其他特殊不适主诉，偶有黏液脓血便，继服中药维持治疗。

【按语】 黏液脓血便属中医学"痢疾"范畴。病机当为本虚标实。正虚为脾胃亏虚,久致肝肾阴虚、气血不足;标实以痰、湿、瘀、毒互结为主。两者互为因果,寒热错杂,故使疾病缠绵难治。邪气壅积于肠,脂膜血络受损,故解黏液脓血便;气血不足,则下腹时有隐痛;正虚感受外邪,邪正相争出现恶寒发热;肝肾阴虚故口干苦,腰部隐痛;久病伤阴,日久及阳而舌红苔白、脉沉。徐老治疗中强调"六腑以通为用",注重化瘀散结、化湿理气,谨守大肠之生理特性和肠癌病之病因病机。刘河间言"调气则后重自除,行血则便脓自愈",治法上宜气血同治。方中以桂枝通阳化气,解在表之邪;以大蓟、小蓟、侧柏叶化瘀活血止血;白茅根、芦根、黄连清热凉血止血。肺与大肠相表里,徐老以金荞麦、杏仁两药安未受邪之处,使肺肃降功能正常,大肠气机不受影响。诃子、芡实涩肠止泻以治标;山慈菇、仙鹤草、白花蛇舌草清热解毒抗癌,现代药理研究表明,上述三药均有良好的抗肿瘤作用。少量肉桂引火归元,上下同治,寒热兼顾。二诊时,患者口干苦、脓血便症状均见好转,因中气下陷,故有坠胀感,去苦寒之黄连,加生黄芪、炒白术:一来补中益气,改善下坠感觉;二来与原方中炒神曲共复胃气;三来兼制攻逐之品再伤正气。这也是徐老"扶正祛瘤"思想的体现。

(四)徐荷芬运用扶正养阴抑瘤法治疗胰腺癌医案1则

胰腺癌是一种发病隐匿,侵袭性强,恶化程度高,预后不佳的消化系统恶性肿瘤。随着其发病率和病死率的不断上升,有报告预计,到 2030 年胰腺癌将成为恶性肿瘤中的第二大死因。目前认为胰腺癌的高危因素主要包括肥胖、吸烟、饮酒、长期糖尿病、慢性胰腺炎、家族遗传、基因突变等,其中糖尿病在这些因素中占有极为重要的地位。手术切除目前仍是根治胰腺癌的首选办法,但其早期症状不典型,诊断困难,导致约 80% 的患者失去手术机会,而且术后复发率和转移率极高,5 年生存率不到 6%。大部分患者确诊时已为中、晚期,存在原发及获得性耐药,总体上化疗疗效欠佳。至于传统放疗,由于受胰腺所在的位置、运动模式、周边正常组织等因素影响,所给剂量也达不到肿瘤的根治剂量,因此肿瘤的局部控制率低,易复发。徐荷芬教授运用扶正养阴抑瘤法治疗 1 例胰腺癌患者,仅 10 个月就将 CA19-9 从 1300 U/mL 降至 216.6U/mL,实体瘤处于疾病稳定状态,成功地提高了患者的生活质量并延长其生存期,现对诊疗过程总结如下,以飨同道。

1. 病案介绍

患者男,78岁,2018年6月23日初诊。主诉:发现胰腺占位1个月。现病史:患者2018年5月24日在江苏某人民医院体检查腹部CT示:胰腺体尾部交界处低密度占位胰腺癌?大小呈2.7cm×2.5cm,CA19-9 1300U/mL。2018年5月29日行胰腺癌切除术,术中见胰腺体尾部肿块约3.0cm×3.0cm,质地硬,周围组织境界不清,肝左外叶多发结节,考虑已转移,征求家属意见未行胰腺癌切除,术中病理示:肝转移癌。医院建议化疗,考虑患者年事已高,家属予以拒绝。刻下:症见腹部疼痛不明显,口苦,习惯性失眠(每晚3小时),稍感乏力,纳食可,二便调。舌红、苔薄白,脉弦细。辨证:肝肾不足,正虚邪实。诊断:中医诊断为胰癌病——肝肾阴虚兼气滞血瘀,西医诊断为胰腺癌伴肝转移。治法:补益肝肾,理气化瘀。处方:山茱萸10g、怀牛膝15g、怀山药15g、牡丹皮12g、泽泻10g、猪苓15g、茯苓15g、枸杞子15g、桑椹15g、生黄芪12g、仙鹤草15g、白花蛇舌草15g、蒲公英15g、天花粉15g、八月札12g、酒黄芩10g、法半夏10g、石菖蒲10g、蜜远志10g、煅龙骨30g、生牡蛎30g、红景天12g、炒酸枣仁20g、合欢花20g、生甘草3g。每日1剂,水煎,早、晚分服。配合院内制剂消瘤胶囊,每次3粒,每日2次。

2018年7月21日二诊:患者自诉夜寐较前改善,有饥饿感,口苦,纳可,二便正常。舌红、苔薄白,脉弦细。辅助检查:尿糖(++),餐后2小时血糖15.38mmol/L。处方:初诊方去生黄芪、法半夏、牡丹皮,加柴胡12g、山慈菇10g、川黄连3g,配服消瘤胶囊,建议内分泌科进一步诊治。

2018年9月22日三诊:患者口苦未见明显改善,尤以晨起明显,近来小便量多、伴泡沫,思绪杂,夜寐欠佳,时有疲劳,纳可,大便正常。结合内分泌科诊治结果,补充诊断"糖尿病"。舌黯红、苔薄白,脉弦细。辅助检查:血糖8.43mmol/L,血尿酸603μmol/L,肿瘤标志物:CA19-9 1000U/mL,肝胆胰脾彩超:轻度脂肪肝,胰脾未见异常。处方:二诊方去川黄连、泽泻、石菖蒲、蜜远志、煅龙骨、生牡蛎,加生黄芪15g、丹参15g、徐长卿15g、法半夏10g、甘松10g、陈皮

10g、焦山栀 10g、百药煎 10g、玫瑰花 10g、生薏苡仁 20g、玉米须 20g。配服消瘤胶囊，服法同前。

2018 年 11 月 24 日四诊：患者口苦较前减轻，纳寐可，二便调。舌红、苔偏黄，脉弦细。辅助检查：血糖 7.89mmol/L，肿瘤标志物 CEA 11.95ng/mL，CA125 42.95U/mL，CA19-9 822U/mL。处方：三诊方去合欢花、炒酸枣仁、玉米须、焦山栀、徐长卿、红景天，加石打穿 15g、枳实 12g、佩兰 10g、三七 3g、莪术 10g、川石斛 12g、沙棘 12g。配服消瘤胶囊，服法同前。

2019 年 1 月 26 日五诊：患者近日受凉后肩部不适，有饥饿感，时有口苦，乏力，夜寐一般，舌红、苔偏黄，脉弦细。辅助检查：肝肾功能未见明显异常，肿瘤标志物 CEA 9.03ng/mL，CA19-9 364.6U/mL。腹部 MRI 检查示：胰尾囊实性占位（3.4cm×2.4cm），胆囊管结石。处方：四诊方去猪苓、沙棘、佩兰、甘松，加葛根 20g、桂枝 6g、炒白术 12g、炒白芍 12g、川楝子 10g、九香虫 10g、炒酸枣仁 12g。配服消瘤胶囊，服法同前。

2019 年 4 月 6 日六诊：患者诉肩部不适较前改善，近日受凉感冒发热（体温未测），咳嗽、咳白痰，自行口服甘草片缓解，目前不咳，无发热，咽部隐痛。自觉劳累后腹胀隐痛，有饥饿感，口苦好转，夜尿多。舌红、苔薄稍黄，脉弦细。辅助检查：血小板 118×10^9/L，血糖 7.26mmol/L，血尿酸 457μmol/L，淀粉酶 119U/L，肿瘤标志物 CEA 7.6ng/mL，CA242 87.5U/mL，CA19-9 216.6U/mL。处方：枸杞子 15g、桑椹 15g、炒白术 12g、炒白芍 12g、生薏苡仁 20g、生黄芪 15g、仙鹤草 15g、丹参 15g、山慈菇 10g、法半夏 10g、陈皮 10g、酒黄芩 10g、枳实 10g、白花蛇舌草 20g、蒲公英 20g、天花粉 15g、郁金 15g、川楝子 10g、九香虫 10g、百药煎 6g、莪术 10g、炒酸枣仁 20g、红景天 12g、金樱子 10g、玉蝴蝶 3g、生甘草 3g。同时服用消瘤胶囊，治疗 4 周后，患者无咳嗽、发热，无口苦，左肩背稍有不适，纳寐可，二便正常。舌红、苔白，脉弦细。至 2019 年 6 月 28 日，患者已坚持口服中药汤剂配合院内制剂消瘤胶囊（每次 3 粒，每日 2 次）治疗 1 年，期间未行手术、放疗、化疗和任何西药治疗。随访患者，自诉经口服中药汤剂配服消瘤胶囊后，精力较前明显改善，实验室检查，血常规和肝肾功能未见明显异常，肿瘤指标下降明显（表 2-3）。根据实体瘤的疗效评价标准（RECIST），处于疾病稳定状态（图 2-1～图 2-3），临床疗效显著，现患者仍定期随诊。

表 2-3 患者血生化指标和肿瘤指标检测结果

日期	葡萄糖（mmol/L）	尿酸（μmol/L）	CA19-9（U/mL）
2018 年 5 月 24 日	15.38	未查	1300
2018 年 9 月 22 日	8.43	603	1000
2018 年 11 月 24 日	7.89	未查	822
2019 年 4 月 6 日	7.26	457	216.6

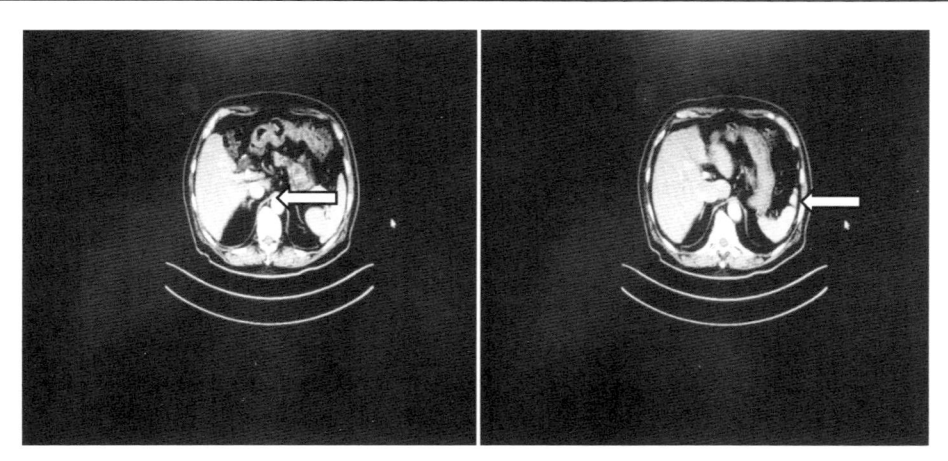

图 2-1 腹部 CT 检查（2018 年 5 月 24 日）

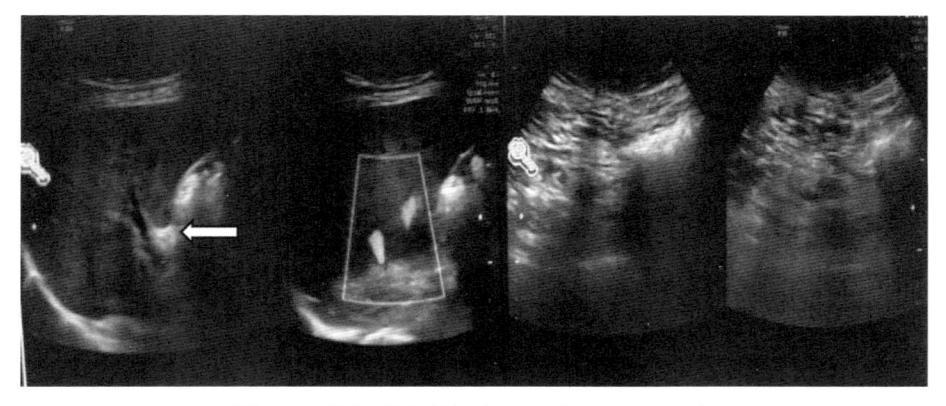

图 2-2 肝胆胰脾彩超（2018 年 8 月 25 日）

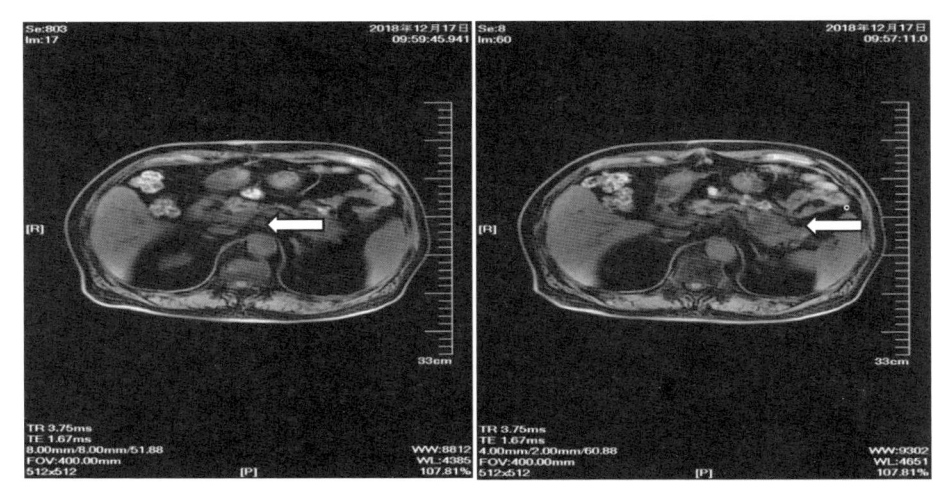

图 2-3　腹部 MRI 检查（2018 年 12 月 17 日）

【按语】中医古籍对"胰腺癌"无明确病名记载，但根据其腹胀腹痛、腹部包块、恶心呕吐、厌食、黄疸、形体消瘦等临床表现，可归属于中医"癥瘕积聚"范畴。中医认为，该病病位在脾、胃、肝、胆，多因外感六淫、七情内伤、嗜食肥甘厚味等因素，正气不足，肝郁脾虚，气滞血瘀，痰毒凝结，日久不散，积聚成有形之癌肿。对于胰腺癌的治疗，中医主张扶正补虚，兼以理气活血、化痰解毒，与徐荷芬教授的"扶正养阴抑瘤法"不谋而合。徐老认为，胰腺癌患者多为体虚之人，受外邪、情志、饮食等因素诱发而病，久而积之使肝脾受损、脏腑失和，进而导致气滞、血瘀、毒热、痰湿，相互搏结成积，发病基础为正虚邪实，正如《医宗必读》所载"积之成也，正气不足，而后邪气踞之"，正气不足是肿瘤发病的先决条件，必须先扶助患者恢复正气，提高机体免疫力，才能做到"正气内存，邪不可干"。徐老通过几十年的临证经验，发现胰腺癌患者除正气不足，还多阴液亏虚，是因为胰腺癌患者本就气血不足，再加上手术、放疗、化疗侵袭，恶性肿瘤的异常增生以及糖尿病的不良预后，日久伤津耗气，终致气阴两虚，所以临证注重益气养阴。同时，肿瘤的扩散和转移与机体的免疫功能密切相关，恶性肿瘤患者免疫功能多处于紊乱状态，扶正养阴能在很大程度上调节机体的免疫功能，增强患者的免疫力，最终可抑制肿瘤的进展，改善预后。基于以上认识，徐老宗《张氏医通·积聚》"善治者，当先补虚，使气血壮，积自消也"，崇尚"扶正固本，养阴抑瘤"之治法，创制"扶正养阴抑瘤方"，此方来源于宋钱乙《小儿药证直诀》的六味地黄丸及东汉张仲景《伤寒论》的大柴胡汤。六味地黄丸原治小儿发育五迟，后因"三补三泻"的经典，被后世医家用来滋补肾阴。大柴胡汤适用于形体壮实，易抑郁、焦虑，心情时轻松、时低落，兼见发热、口渴、小便不利和大便不下的中老年人。

本案患者初诊时已确诊为胰腺癌伴肝转移，为恶性肿瘤晚期，加上思绪繁杂，夜寐难安，肝失疏泄，影响脾胃运化功能，以致五诊、六诊出现腹痛不显、神疲乏力等脾胃气虚症状，而后天失养，病久及肾，会导致脏腑亏虚，肿瘤恶化进展。所以，方用山茱萸、怀山药共补肝、脾、肾三阴，泽泻利湿而泻肾浊，使虚热从小便而去，牡丹皮性凉，以泻相火，茯苓既助山药运化脾胃，又助泽泻利湿泻浊，使真阴得复其位，酌加生黄芪、猪苓、炒白术等益气健脾之品与柴胡、郁金、川黄连、焦山栀、八月札等疏肝利胆之品共用，以达肝平脾健之目的。仙鹤草、蒲公英、白花蛇舌草具有清热解毒、补虚散结的功效，伍用生薏苡仁，更增扶正补虚、奋起抗邪之效。同时患者形体壮实，二诊、三诊出现心烦，口干口苦，易有饥饿感，小便量多，腹胀腹痛等气阴不足之症，属"消渴病"范畴，消渴的基本病机是阴津亏损，燥热偏盛。《医贯》云："治消之法，无分上中下，当先治肾为急。"治疗当以滋补肾阴为主，以清热燥湿为辅。方用酒黄芩和解清热，炒白芍柔肝缓急止痛，与枳实相伍，调气和血，辅以佩兰、甘松清热燥湿，醒脾开胃，助化口中苦腻，法半夏与生姜和胃降逆，以助运化，更添怀牛膝、枸杞子、桑椹、红景天，滋补肾阴，生精藏血，使气血充畅，疏泄条达。大柴胡汤加味丹参、莪术、三七、山慈菇、石打穿等药，还可活血化瘀以破瘀散结，通利六腑以荡涤胃肠，合六味地黄丸化裁，下攻通腑而不失养阴补肾，下导瘀血又可复气血运行，邪有出路则推陈致新，如此方可带瘤生存。

除此之外，徐老遵循中医辨证论治的原则，对于每诊不同兼证，临床常灵活加减。例如：运用生牡蛎、煅龙骨、合欢花、炒酸枣仁等养阴安神，疏肝解郁，使烦去寐安；运用沙棘、玉蝴蝶、百药煎等清热利咽，止咳化痰；运用葛根、桂枝、川楝子、九香虫等舒经活络，理气止痛，消除肩部隐痛不适。现代药理研究表明，枸杞子、生黄芪、炒白术、炒白芍等具有免疫调节、升高白细胞的作用，白花蛇舌草、仙鹤草、蒲公英、生薏苡仁、石打穿、莪术等具有良好的抗肿瘤作用。消瘤胶囊是徐老根据"扶正固本"的原则创制而成，临床应用多年，使数千名肿瘤患者获益。主要成分为黄芪、白芍、郁金、仙鹤草以及僵蚕、全蝎等虫类药，其中黄芪、白芍、郁金、仙鹤草扶助正气，僵蚕化痰散结，全蝎通络祛瘀，诸药配伍合理，尽显徐老"扶正养阴抑瘤"的治疗理念。

2. 总结

中医学认为，胰腺癌病变脏腑在胰、脾、胃、肝、肾，强调扶正抗癌，依据脏腑辨证论治。徐老在长期临床实践中得出胰腺癌的发病基础为正虚邪实，正气亏虚是发病的根本原因，同时与外感、饮食、情志等多种因素相关，日久产生气滞、血瘀、热毒、痰湿等病理产物，反之又加重病情进展，且胰腺癌患者临床多出现消渴症状，与现代医学认为的糖尿病是胰腺癌患者致病与预后的高危因素的看法一致。所以，徐老主张运用扶正养阴抑瘤法治疗胰腺癌，将大量补益肝肾、顾护脾胃、疏肝理脾之品配伍而成"扶正养阴抑瘤方"，并注重辨证论治，根据临床不同兼证，灵活加减，充分发挥中药扶正养阴抑瘤功能，增强患者的免疫力，激活机体固有的抗癌因素的活性以抑制肿瘤进展，从而达到延长生存期的目的。同时，徐老也高度重视肿瘤患者的心理问题，《黄帝内经》所载"喜则气和志达，荣卫通利"，指出积极的心态有利于改善肿瘤患者的预后。所以，徐老注重耐心开导患者，给予患者战胜疾病的勇气和信心；另外，常用柴胡、郁金、合欢花、夜交藤、酸枣仁、生龙骨、煅牡蛎等疏肝理脾、调畅情志，以奏心身同治之效。本案患者在确诊胰腺癌伴肝转移的情况下，坚持口服中药，配合心理疏导，临床疗效显著，证明中医药治疗胰腺癌具有其独特的优势，名老中医更具有丰富的临床经验，值得继承与发扬，从而为胰腺癌的治疗提供新的思路和方法。

（五）养阴补肺解毒方治疗肺癌传承心悟

原发性支气管肺癌简称肺癌，是最常见的恶性肿瘤。近40年来，其发病率和病死率均迅速上升，成为癌症死亡的主要原因。徐荷芬教授根据多年科研及临床经验，创制出养阴补肺解毒方进行治疗，疗效显著，现将徐荷芬教授运用养阴补肺解毒方治疗肺癌的经验总结如下。

1. 立足病机，创制新方——养阴补肺解毒方制方思想及解析

徐荷芬教授认为，肺癌的病机为"肺肾亏虚，癌毒互结"，其中，正虚为肺

癌发病的内在条件，癌毒为发病的始动因素。因肺为气之主，华盖之脏，布津液，为病之本脏；肾为气之根，主水藏精，为先天之本，肺与肾在生理病理上有着密切的联系。又因"肺为娇脏，不耐寒热"，肿瘤异常增生，耗伤正气，销铄精、血、津液，早期即表现出阴精亏损之证，既病之后又经手术、放疗、化疗等治疗措施，气阴耗伤更重，加之癌毒久羁，精血重伤。

基于以上认识，徐荷芬教授创制了养阴补肺解毒方，此方来源于清代郑梅涧《重楼玉钥》，原方由生地黄、麦冬、甘草、玄参、贝母、牡丹皮、薄荷、炒白芍组成，为治疗肺肾阴虚之白喉的专方。徐荷芬教授在此方基础上加入补肺养阴及解毒散结之品，名为养阴补肺解毒方，组成：南沙参 15g，北沙参 15g，麦冬 12g，生黄芪 15g，炒白术 12g，仙鹤草 15g，白花蛇舌草 15g，金荞麦 20g，杏仁 10g，浙贝母 12g，枸杞子 15g，玄参 15g，山药 15g，熟地黄 15g，红景天 15g，炒谷芽 12g，炒麦芽 12g，生甘草 3g。方中南沙参、北沙参、麦冬、枸杞子、玄参、熟地黄直入肺、肾，滋补肺肾之阴；黄芪益气生津；仙鹤草、白花蛇舌草、红景天清热解毒活血；金荞麦、杏仁、浙贝母化痰软坚；炒白术、炒谷芽和炒麦芽顾护中焦，使精血化生有源。全方共具补肺养阴、解毒散结之功，此方经多年临床验证，疗效确切，无明显不良反应，又经实验研究证实可抑制肿瘤细胞的增殖和转移。

2. 养阴解毒，以"和"相贯——养阴补肺解毒方功在阴虚癌毒，药用平和

徐荷芬教授认为，肺癌因虚发病，因虚致实，虚以阴虚为主，实以癌毒为主。研究表明，肺癌阴虚的本质是机体在各种致病因素的作用下，部分炎性细胞因子如白细胞介素-1、肿瘤坏死因子-α 等细胞因子的自稳态失衡。而癌毒是一种强烈的特异性毒邪，其病位深在，病性暴烈顽固，黏滞不化，易与痰瘀互结，缠绵难愈，又易耗伤正气，随气血流窜它处。由此可以看出，肺癌的发生发展和转移与其"阴虚"与"癌毒"的本质密切相关。徐荷芬教授所立养阴补肺解毒方，着眼"阴虚"与"癌毒"的本质，组方思路清晰，治疗靶点明确。

徐荷芬教授在长期的临证中，立足中医辨证论治和整体观，倡导肿瘤治疗应以和法贯穿始终，遂形成以"和法"为主的学术思想。就肺癌治疗及养阴补肺解毒方组方而言，"和"思想主要体现在以下方面。①在治疗原则上，由于肺肾亏虚，癌毒结聚贯穿肺癌发病始末，但具体病机又有不同，故益气养阴、精血同补、消补兼施、温清并用、调和脾胃等为徐荷芬教授常用治法。分而言之，益气养阴药组有党参、太子参、石斛、天冬、玉竹、白芍等，精血同补药组有何首乌、黄精、桑椹、当归、阿胶等，温清并用药组有蒲公英、山慈菇、黄芩、干姜、肉桂等，调和脾胃药组有炒三仙、鸡内金、八月札、陈皮等。消补兼施法随疾病阶段及病理状态而动态调整。②在用药特色上，徐荷芬教授所用药物药性均偏平和，纵有有毒攻伐之品，其用量也偏小，并伍用甘味药以平衡药性，以达到"慢病缓图"之功。③在日常调护上，徐荷芬教授教导患者应遵《黄帝内经·素问·上古天真论》"法于阴阳，和于术数，食饮有节，起居有常，不妄作劳"的生活理念，做到顺应自然，生活起居规律有序，休息与锻炼适度而为，心情愉悦舒爽，饮食清淡可口。积极的日常调护对疾病的治疗及预后有着重要意义。

3. 圆机活法，随证治之——养阴补肺解毒方加减运用规律

徐荷芬教授常将《伤寒杂病论》"观其脉证，知犯何逆，随证治之"作为临证警言，谓养阴补肺解毒方并非全能方，临证应在辨证论治的基础上灵活加减，才能机圆法活，切不可生搬硬套。

例如，肺癌的不同治疗时期治法不同。在辅助治疗期（手术、放疗、化疗期间），患者术后气血大虚，此时宜补益气血，徐荷芬教授临证则减解毒攻邪之品，以红参、当归、川芎等出入，配合口服成药贞芪扶正颗粒，帮助患者尽快恢复体力；化疗后患者常有呕吐、纳差、疲乏无力、腹泻、畏寒、舌淡胖、苔白腻等中焦阳虚湿困之证，则减清热滋阴之品，加入砂仁、干姜、炒白术、藿香、茯苓等以温阳化湿和中；患者放疗后常出现咽干口燥、干咳无痰、潮热虚烦等阴虚热毒证，则减补气之黄芪、白术，加入冬凌草、石斛、麦冬、玉竹等。在维持治疗期（手术及放、化疗后），患者经手术及放、化疗，肺部已无实体瘤存在，此时患者机体正气尚可，以提高免疫力、抗复发转移为目标，加重解毒活血及化痰散结药物比例，如红豆杉、蜀羊泉、瘪桃干、山慈菇、肿节风、僵蚕、蜂房、全蝎、蜈蚣、鱼腥草等，根据具体情况可加减配伍，但是攻伐不宜久用，以防损伤正气。在姑息治疗期（肿瘤晚期无法行手术及放、化疗，旨在提高生活质量），患者肺内、全身多发转移，甚至出现胸腔积液、上腔静脉综合征、放射性肺炎等一系列并发症，此期患者气血阴阳俱虚，痰、瘀、水、毒等有形实邪盘踞，呈现本虚标实、虚实夹杂之证，

此时扶正则助邪，攻邪则伤正，徐荷芬教授强调应仔细分析患者脉证，遵循"虚则补之，实则泻之"的原则，合理安排攻补比例，以期缓解临床症状，减轻痛苦，提高生活质量。

就兼夹症状而言，咳嗽痰黄者加瓜蒌皮、川贝母，咳痰清白加细辛、干姜，干咳无痰加紫菀、款冬花，咳痰带血加白及、三七，久咳不愈加诃子、五味子，头晕耳鸣、颧红咽干加枸杞子、菊花、山茱萸，胸闷胸痛加薤白、川芎，食纳不佳加鸡内金、炒三仙，恶心呕吐加旋覆花、姜半夏，阴虚潮热加青蒿、鳖甲，瘀热内扰加牡丹皮、赤芍，热毒甚者合用西黄丸，形寒肢冷加炒杜仲、补骨脂，疲乏、腹泻加党参、炒山药，便秘腹胀加厚朴、麻仁，眠少寐加生龙牡、首乌藤，情志不畅加柴胡、郁金。

就转移部位而言，肺癌侵及胸膜出现胸腔积液时，患者出现胸闷、呼吸困难，此时宜重加车前草、茯苓皮、葶苈子等泻肺利水之品；肝转移时，患者出现胁肋胀痛、纳差、乏力、黄疸、肝酶异常等，胁肋胀痛加元胡、姜黄、莪术，阳黄加茵陈、龙胆草，阴黄加苍术、白术，肝酶异常加五味子、垂盆草；脑转移时，患者出现一系列神经功能障碍，此时则加天南星、石菖蒲，配合院内制剂消瘤胶囊口服；骨转移时，以补肾强骨为主，加骨碎补、续断、狗脊、土鳖虫等；骨髓抑制时，加阿胶、黄精、何首乌。

4. 病案举隅，传承心悟

患者男，71岁，2016年6月20日初诊。患者3个月前因咳嗽，活动后气喘在浦口市中心医院进行胸部CT检查提示：右中肺占位性病变，考虑周围性肺癌。于2016年3月17日在江苏省肿瘤医院门诊行右肺肿块穿刺活检，术后病理示：右肺中低分化腺癌。2016年4月5日在我院以PP（静脉滴注培美曲塞0.8g，第1日；静脉滴注顺铂20mg，第1～5日）方案化疗1个疗程，化疗期间出现轻度消化道的反应。刻下：咳嗽，干咳少痰，气喘胸闷，乏力，稍活动即出汗，食纳一般，二便正常，舌质黯红、少苔，舌下络脉瘀滞，脉细涩。辨证：肺肾阴虚，瘀毒胶结。治法：滋补肺肾，解毒化瘀。处方：南沙参15g，北沙参15g，麦冬12g，生黄芪15g，炒白术12g，仙鹤草15g，白花蛇舌草15g，金荞麦20g，杏仁10g，浙贝母12g，枸杞子15g，玄参15g，山药15g，熟地黄15g，红景天15g，炒谷芽 12g，炒麦芽 12g，生甘草 3g。14 剂，每日 1 剂，水煎，早、晚温服。2016 年 7 月 11 日二诊：患者诉服上方后咳嗽、胸闷减轻，疲乏无力好转，饮食、睡眠可，二便正常，舌质黯红、少苔，舌下络脉瘀滞，脉细涩。药已中病，然阴虚与瘀毒之本质仍在，原方加丹参 20g，土鳖虫 10g。14 剂，煎服法如前。

【按语】患者肺腺癌化疗后正气已虚，阴液亏损，出现咳嗽、干咳少痰、气喘胸闷等，结合舌脉，辨为肺肾阴虚、瘀毒胶结证。初诊以养阴补肺解毒方原方恰合病机，二诊时患者诸证见好，正气来复，此时进入维持治疗期，所以加重活血散结药的比例。

六、基础研究，探本求源

（一）消瘤胶囊对大鼠移植肝脏肿瘤的治疗效果研究

我国是世界肝癌高发区之一，由于肝癌发病隐匿，不能手术切除的病例仍有赖于药物治疗，因此，寻找有效的治疗药物仍然是医者继续努力的目标。中医药治疗肿瘤是具有我国特色的一个重要治疗手段。抗肿瘤中药在杀灭肿瘤细胞时不良反应较轻，能提高机体免疫力，不易产生耐药性，在缓解临床症状、提高生存质量及延长生存期等方面有独特的优势。

消瘤胶囊是我院主要院内制剂之一，是根据徐荷芬教授的临床经验方制备而成。全方由黄芪、白芍、郁金等中药组成，具有扶正抗癌、软坚散结和化瘀的功效。将白芍等粉碎过 80 目筛备用，其余各药加水煎煮 2 次，每次 2 小时，合并煎液，静置过夜，取上清液浓缩至相对密度为 1.30～1.36 的浸膏，加入上述药粉拌匀，烘干，粉碎过 40 目筛，制成胶囊。该方在临床使用已经有 30 多年，用于治疗中、晚期癌症取得了较好的疗效，临床实践表明消瘤胶囊对肝癌的治疗效果显著。

我们利用磁共振成像（MRI）建立了血管阻断药物的临床前疗效评价研究方法，并证明了该方法的连续、无创、活体和准确等优点。本研究将该评价方法应用在消瘤胶囊对肝脏肿瘤的疗效评价上，建立了磁共振技术对消瘤胶囊的在体疗效评价方法，发扬现代医学、诊断学的优势，对名老中医临床验方药效作出客观评价，完善临床验方的药效学研究，促进中医药在肿瘤治疗上的发展。

1. 材料

（1）药品和试剂。水合氯醛（国药集团化学试剂有限公司，批号20090922），钆喷酸葡胺注射液（广州先灵药业有限公司，批号052A11），消瘤胶囊（江苏省中医药研究院自制，每粒0.3g，批号20100125），环磷酰胺（江苏恒瑞医药股份有限公司，批号10042321）。

（2）仪器。超导磁共振成像设备（美国GE公司Echospeed Excite 1.5T），GE AW 4.3工作站。

（3）动物。SD大鼠40只，全雄，SPF级别，体重（300±50）g；腹水型Walker-256瘤株供体幼鼠，体重（150±20）g，SPF级，购自上海斯莱克实验动物有限责任公司，动物质量合格证号SCXK（沪）2007-0005。

2. 方法

（1）大鼠肝脏肿瘤模型制作。

1）Walker-256。腹腔内传代将Walker-256瘤株供体幼鼠腹部去毛、消毒，将含肿瘤细胞的腹腔液抽出1mL，注射到另一只幼鼠的腹腔内保种。7日后重复上述过程，连续3次传代保种以备下一步实验用。

2）皮下种植Walker-256实体肿瘤。将含肿瘤细胞的腹腔液注射到一只SD大鼠的背部皮下0.2mL，7日后处死皮下种植大鼠，手术取出种植瘤块，剥去周围正常组织，去除中心坏死组织，挑选出鱼肉状活性瘤组织，切成2mm×2mm×2mm大小，置于生理盐水中备用，并在3小时内完成移植。

3）移植性肝脏肿瘤模型制作。SD大鼠40只，全雄，用10%水合氯醛行腹腔注射麻醉。切口去毛、消毒，在上腹1.5～2.0cm处做正中切口，暴露肝左叶，用眼科剪刺破左肝包膜，在包膜下做0.5～1.0cm的隧道，将上步备好的瘤组织块用眼科镊植入，确认瘤组织未退出、无出血，即关腹，回笼。

（2）消瘤胶囊药液配制。用蒸馏水将消瘤胶囊分别配成每毫升含0.051g、0.021g生药的高、低2个剂量组的悬浊液，4℃冰箱保存，用时摇匀。

（3）实验分组与给药。所有肝脏荷瘤大鼠手术16日后进行MRI扫描，观察，待肿瘤生长至10mm×10mm大小时，进行MRI基线扫描，并随机分为空白对照组、环磷酰胺组、消瘤胶囊高剂量组、消瘤胶囊低剂量组，每组10只。消瘤胶囊高剂量组、低剂量组按剂量每日灌胃给药,每日1次;空白对照组灌胃给同体积的蒸馏水,每日1次;环磷酰胺组腹腔注射给药,剂量为30mg/kg,先连续注射1周,每日1次,然后隔日注射1次。各组大鼠连续给药1个月,每隔1周进行1次MRI检查。

（4）磁共振检查。使用超导磁共振成像设备,3英寸（1英寸等于2.54cm）表面线圈检查。冠状面定位,常规行横断面T_1WI、T_2WI和弥散成像（DWI）扫描,层厚3mm,间隔0.2mm,FOV 10cm×10cm,矩阵224×192,2NEX。T_1WI:SE序列,TR/TE为550毫秒/24毫秒。T_2WI:FSE序列,TR/TE为2920毫秒/88毫秒。DWI:SE/EPI,TR/TE为4000毫秒/71.6毫秒,矩阵:64×96,8NEX,梯度因子（b）为500。增强扫描采用SE序列,TR/TE=600毫秒/27毫秒。横断面T_2^*PWI检查:单次激发GRE-EPI序列,TR/TE=1500毫秒/35毫秒,FA=90°,层厚3mm,间隔0.2mm,FOV 10cm×10cm,矩阵64×64,1NEX。每选定层面获取30幅基本图像后注入0.3mmol/kg钆喷酸葡胺注射液,共获取100幅图像,成像时间150秒。T_1增强:横断面T_2^*PWI检查后立即磁共振T_1成像。

（5）磁共振影像分析。

1）肿瘤体积计算。在每只大鼠的磁共振图像上,选取含瘤层面肿瘤显示最明显、连续的3个层面。在GE后处理AW 4.3工作站上,手动画出肿瘤范围,可得肿瘤面积,通过以下公式计算肿瘤体积。

肿瘤体积＝每层肿瘤面积×（层厚＋层间隔）

2）坏死比率计算。各组治疗前后,在CE-T_1WI含瘤层面图像上手动绘出坏死区域和肿瘤区域,自动得到坏死面积和肿瘤面积。坏死比率的计算公式如下。

坏死比率（%）＝坏死面积/肿瘤面积×100%

（6）生命延长率计算。生命延长率的计算公式如下。

生命延长率＝（给药组平均生存天数－对照组平均生存天数）/对照组平均生存天数×100%

（7）数据处理。所有实验数值以$\bar{x}\pm s$表示,采用SPSS 12.0统计软件处理数据,组间比较采用t检验。

3. 结果

（1）动物模型结果。腹腔Walker-256传代幼鼠3次传代保种均成功。皮下种植实体瘤大鼠均在相应部位于接种后1周左右,用手指可在皮下触摸到明显的肿瘤结节。MRI检查显示,肿瘤移植大鼠第16日在影像图像上即可见肿瘤。

(2)磁共振检查结果。

1)图像分析。MRI检查结果(图2-4~图2-6)表明,肝左叶见一圆形或类圆形孤立肿块,瘤体信号与周围正常肝脏组织比较,各组肿瘤在T_1WI上呈均匀低信号;T_2WI上呈高信号,边界清楚;在DWI上呈明显的亮高信号,轮廓毛糙、不清晰;$CE-T_1WI$增强显示,肿瘤中央区域低信号,边缘信号略高,表明肿瘤中央有少量坏死部分。

2)消瘤胶囊对肿瘤体积的影响。治疗期间,肿瘤对照组体积迅速增长,消瘤胶囊高剂量组和低剂量组治疗后均明显抑制了肿瘤生长,体积明显降低(表2-4)。

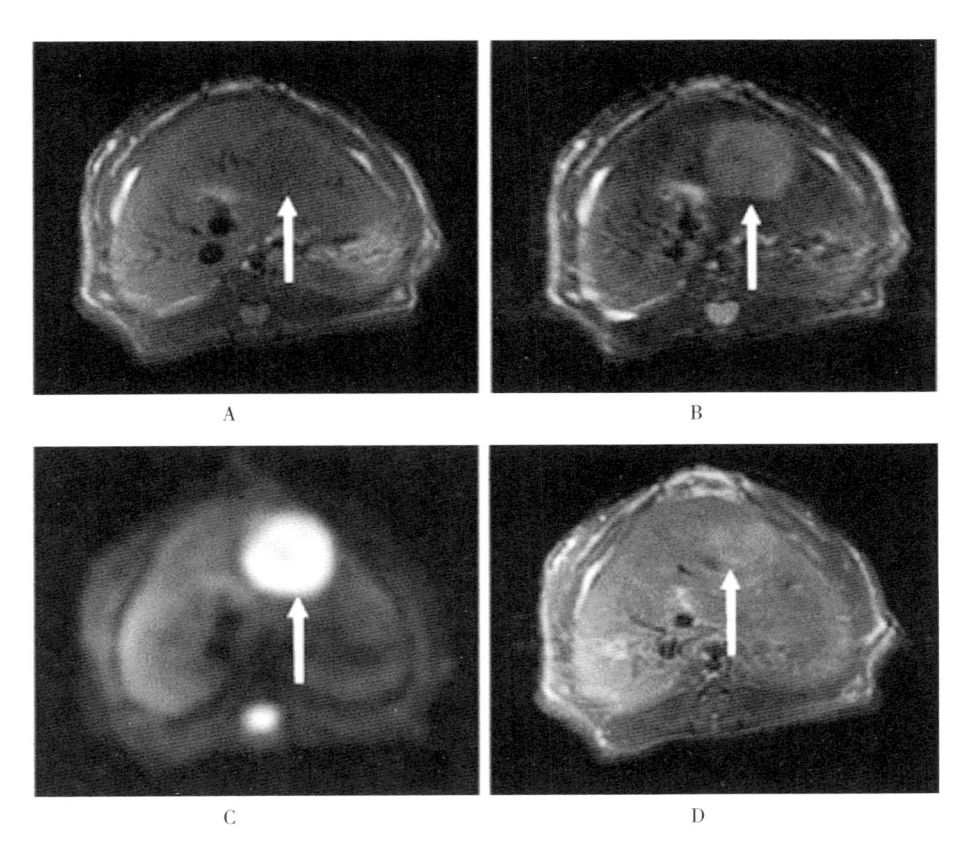

图2-4 移植肿瘤后空白对照组MRI检查结果

注 A.T_1WI; B.T_2WI; C.DWI; D.$CE-T_1WI$。箭头所指处为肿瘤。

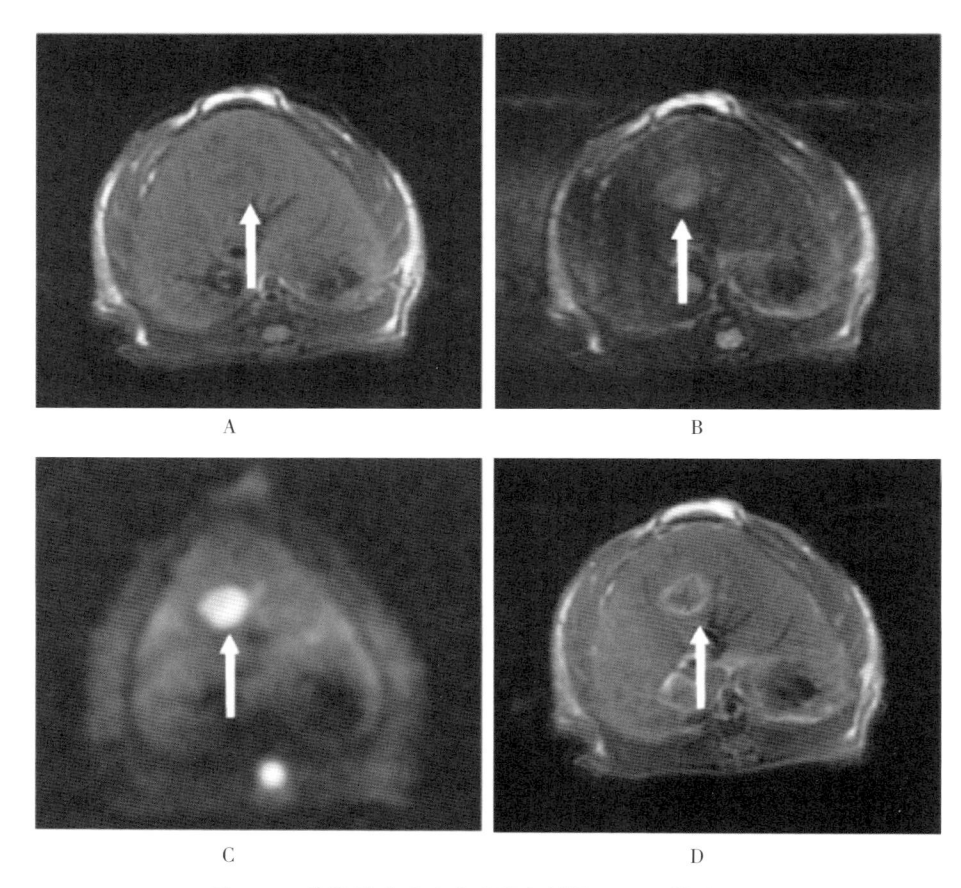

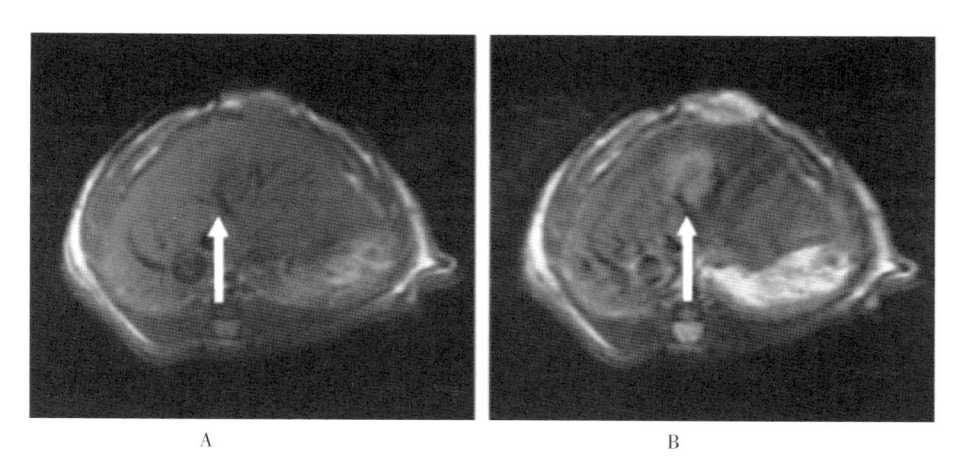

图 2-5　移植肿瘤后消瘤胶囊高剂量组 MRI 检查结果

注　A.T_1WI；B.T_2WI；C.DWI；D.CE-T_1WI。箭头所指处为肿瘤。

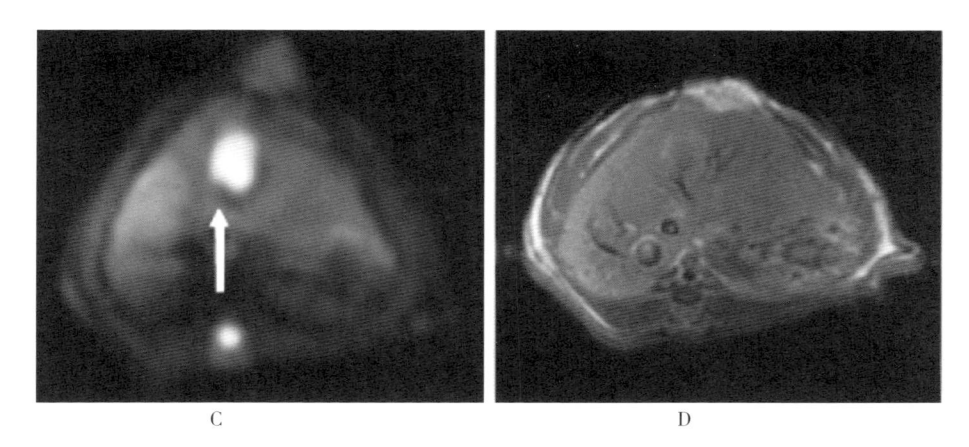

图 2-6 移植肿瘤后环磷酰胺组 MRI 检查结果

注 A.T$_1$WI；B.T$_2$WI；C.DWI；D.CE-T$_1$WI。箭头所指处为肿瘤。

表 2-4 消瘤胶囊对肿瘤体积的影响（$\bar{x} \pm s$, n=10）

治疗时间	空白对照组（mm³）	环磷酰胺组（mm³）	消瘤胶囊高剂量组（mm³）	消瘤胶囊低剂量组（mm³）
基线	951.28±122.37	918.02±167.09	945.08±137.07	876.82±113.74
1周	8000.48±766.85	4081.21±803.58**	3686.19±977.68**	4358.22±739.82**
2周	18521.18±3090.07	4176.40±793.64**	3890.37±1011.63**	4469.62±707.41**
3周	38351.43±4541.96	4377.39±762.05**	4080.3±901.91**	4711±790.27**
4周	52377.59±17042.39	4659.69±930.06**	4273.86±828.35**	5023.76±660.44**

注 与对照组比较，**$P < 0.01$。

3）消瘤胶囊对肿瘤坏死比率的影响。空白对照组和消瘤胶囊各剂量组肿瘤坏死比率变化幅度不大（表2-5）。

（3）消瘤胶囊对肿瘤大鼠存活时间的影响。消瘤胶囊低剂量、高剂量组均可延长荷瘤大鼠的生存时间，生命延长率分别为24.8%和31.9%，治疗前后与对照组比较，差异有统计学意义（表2-6）。

表2-5 消瘤胶囊对肿瘤坏死率的影响（$\bar{x} \pm s$，$n=10$）

治疗时间	空白对照组（%）	环磷酰胺组（%）	消瘤胶囊高剂量组（%）	消瘤胶囊低剂量组（%）
基线	9.85±2.86	9.03±0.72	9.95±1.63	10.15±1.56
1周	10.26±1.98	11.03±3.14	11.05±2.95	11.68±3.62
2周	13.63±1.87	12.83±3.92	12.64±3.75	13.10±2.84
3周	13.00±2.21	12.53±1.91	11.80±1.05	12.84±2.15
4周	11.95±3.06	11.53±1.65	14.11±3.96	13.67±2.92

表2-6 消瘤胶囊对肿瘤大鼠存活时间的影响（$\bar{x} \pm s$，$n=10$）

组别	生存时间（日）	延长时间（日）	延长率（%）
空白对照组	44.8±3.74	—	—
消瘤胶囊低剂量组	55.9±6.71	11.1	24.8[**]
消瘤胶囊高剂量组	59.1±6.01	14.3	31.9[**]
环磷酰胺组	49.2±4.29	4.4	9.8[*]

注 与对照组比较，[*]$P<0.05$，[**]$P<0.01$。

4. 讨论

徐荷芬教授在长期临床实践中积累了用中医中药治疗肿瘤的经验，形成了自己的学术思想，强调整体观念，辨证用药，最大限度地抑制和消灭癌肿，延长肿瘤患者的生存期，提高其生活质量。她认为，筛选各种有效抗癌中药是临床工作研究中的关键，消瘤胶囊是她肿瘤治疗思想的代表方之一，具有扶正抗癌、软坚散结和化瘀的作用，符合"祛邪而不伤正，扶正而不变邪"的治疗原则。免疫功能测试表明，消瘤胶囊能提高荷兰小鼠巨噬细胞功能、免疫器官重量和淋巴细胞的增殖作用。

中药抗肿瘤作用往往具有范围广、角度多的特点，因此采用客观药理研究方法是定量研究消瘤胶囊治疗肝癌效果的关键。小动物磁共振技术作为一种新型的影像诊断技术，近年来广泛应用于肿瘤、神经系统、心血管等疾病的在体研究。作为无创活体成像技术，它可对病情动态发展、药物治疗全过程进行长期纵向跟踪研究。较传统的药理方法，避免了大量动物的宰杀，突破了传统药效学在不同时间点获得不同实验对象样本的检测瓶颈，提高了实验的准确性。

本研究结合动物磁共振影像技术，为消瘤胶囊的临床前治疗建立了整体评价方法。T_1WI、T_2WI、DWI图像均能清晰地显示肿瘤生长部位和形态大小，在MRI图像上测量消瘤胶囊治疗前后各时间点肿瘤体积的变化，发现用药后各周对照组肿瘤体积明显高于消瘤胶囊治疗组，表明消瘤胶囊具有抑制肿瘤生长的作用。CE-T_1WI增强图像显示外周肿瘤组织信号增强，中心区域有部分未增强，提示钆造影剂无法进入中心部位，说明肿瘤中心有部分坏死。消瘤胶囊治疗前后坏死部分比率变化不大，表明消瘤胶囊对肿瘤生长的抑制作用与诱导肿瘤内部坏死的血管阻断药物作用机制不同。

本研究在动物内脏移植肿瘤模型上采用磁共振检测肿瘤生长、治疗效果，实现了动物肿瘤连续、无创伤观察。较以往药理实验方法具有独特的优势，在肿瘤治疗研究上具有良好的发展潜力和趋势。本实验在大鼠肝脏移植肿瘤模型上，深入研究消瘤胶囊治疗肝癌的药理效果，体现了继承与创新相结合的研究思想，利用现代医学诊断技术，促进中医药的发展和创新。

（二）草杞颗粒对荷瘤小鼠肿瘤细胞凋亡的影响

徐荷芬教授在长期临床实践中，积累了用中医中药治疗肿瘤的经验，形成了自己的学术思想，强调整体观念，有的放矢地辨证用药。草杞颗粒是根据徐荷芬教授长期临床实践经验研制的。为进一步了解草杞颗粒的抗肿瘤机制，本实验采用免疫组化的方法检测细胞凋亡相关蛋白Bax、Bcl-6、Hsp27的表达情况。

1. 材料与仪器

昆明种小鼠，由江苏省肿瘤防治研究所实验动物房提供，合格证：苏（动）质字第97005，（2000）环类21号。小鼠移植性肉瘤180（S_{180}）由中科院上海药物研究所提供，本室传代保种。草杞颗粒（每克浸膏含生药1.76g，批号020118）由江苏省中医药研究院提供。氟脲嘧啶（5-FU）由南通制药厂生产，批号000828。酶联免疫检测仪（DG3022A），分析天平（sartorius），净化台（苏州净化设备公司 YJ875）、Leica 显微镜。

2. 方法

（1）分组。取 18～22g 昆明种小鼠，雌雄各半，共 50 只，接种 S_{180} 肿瘤细胞在腋窝皮下 0.2mL，然后分组，每组雌雄各半，平均体重差不超过 1g。分为空白对照组、5-FU 组及草杞颗粒小、中、大 3 个剂量组。每组 10 只。空白对照组，24 小时后灌胃给水 0.5mL/20g，每日 1 次，连续 8 日；5-FU 组，灌胃给 5-FU 25mg/kg；草杞颗粒小剂量组（2.21g 生药/kg）、中剂量组（4.43g 生药/kg）、大剂量组（8.85g 生药/kg），均在接种肿瘤后 24 小时灌胃给药，每日 1 次，连续 8 日，灌药结束次日称重、剥离瘤块入 10%中性福尔马林固定，每组随机选择 6 只进行免疫组化观察。

（2）病理及免疫组化。

1）病理。小鼠肿瘤组织均经常规取材、脱水，石蜡包埋、切片、HE 染色镜检。观察指标如下。肿瘤生长状态：包括肿瘤细胞退行性变核分裂，连片生长浸润生长。肿瘤坏死形态：①点状坏死及早期坏死，＜10 个肿瘤细胞核固缩，浆退离互相解离，嗜酸或液溶解，灶性散在；②片状坏死，＞11 个肿瘤细胞的彻底坏死，片状分布；③条纹状坏死，＞11 个肿瘤细胞彻底坏死，呈条纹索状分布。

坏死/生长分数（N/G 分数）：指肿瘤细胞全切片面积中坏死区面积与生长区面积之比。用 Leica 显微镜，连续在 10 倍物镜下移动 10 个视野，在纵、横坐标分别 80nm×110nm 面积刻度指示下测每新视野中 5 个生长面积中的坏死面积数（$X/5$），对每只小鼠均累计 10 个新视野的坏死面积数除以生长面积数，得到平均 N/G 分数。

淋巴组织增生：观察每只小肿瘤组织内外淋巴小结生成及增生情况。

2）免疫组化。以 DAKO 公司生产的促凋亡一抗 Bax（1∶100）、Bcl-6（1∶120）、热休克蛋白 Hsp27（1∶150）和鼠实验用二抗及 S-P 链霉蛋白检测上述五组中每组 6 例，每例均标记 Bax、Bcl-6 和 Hsp27。阳性细胞数以＜10%为阴性，＞10%为阳性。

（3）统计学方法。对每组 6 只小鼠平均 N/G 分数相加得各小组总体 N/G 分数，另可比较每组内平均 N/G 分数，以计数指标进行统计学分析；对各组 Bax、

Bcl-6 和 Hsp27 检测结果，以（-）无阳性反应，（+）点状阳性反应，（++）片状弥漫性阳性反应，累计并进行计数资料统计。

3. 结果

（1）病理观察。

1）空白对照组。6 只均见肿瘤细胞连片生长，并浸润至肌间隙，可见 2 只有明显核分裂，每只均见核固缩、浆淡染等退变，有 1 只见淋巴结反应增生坏死区，主要为片状，少数为条纹状，未见点状坏死，累计小组生长分数 1.20。

2）5-FU 组。6 只肿瘤细胞多数连片生长，4 只见活跃核分裂，退行性变 4 只，但 5 只见大片状坏死，未见点状坏死，累计小组生长分数 1.74，2 只淋巴结反应增生。

3）草杞颗粒组。①小剂量组（共 6 只）：5 只连片生长，2 只有核分裂，5 只退行性变，5 只见大片状坏死，4 只线状坏死，无点状坏死，累计小组 N/G 分数为 2.26，2 只见淋巴结增生反应；②中剂量组（共 6 只）：6 只均有连片生长，5 只可见核分裂，2 只退行性变，坏死形态 5 只呈连片坏死，4 只呈线状坏死，累计小组 N/G 分数为 2.50，2 只为淋巴结反应；③大剂量组（共 6 只）：6 只均呈连片生长，3 只有明显核分裂，2 只退行性变，6 只均为大片状坏死，4 只为线状坏死，未见点状坏死，累计 N/G 分数 2.76。结果见表 2-7。

表 2-7　草杞颗粒治疗昆明小鼠 S_{180} 肿瘤生长坏死病理观察

组别	肿瘤生长（只）			肿瘤坏死面积			累计小组 N/G 分数	淋巴结（只）
	连片式	核分裂	退变	N 区	G 区	N/G		
空白对照组	5	3	6	60	300	0.20	1.20	1
5-FU 组	6	5	4	87	300	0.29	1.74	1
草杞颗粒（小剂量组）	5	2	5	114	300	0.38	2.28	2
草杞颗粒（中剂量组）	6	5	2	125	300	0.42	2.50	2
草杞颗粒（大剂量组）	5	3	2	138	300	0.46	2.76	0

注　每组 6 只小鼠。

（2）免疫组化。

1）Bax。肿瘤细胞主要是胞质阳性，散在的肿瘤细胞及坏死区边缘和不彻底坏死区阳性瘤细胞较多，凋亡细胞多数体积变小，核固缩模糊，退行性变，胞质为棕黄色，少数体积自溶解胀大，偶见个别大凋亡细胞核凋亡生芽，淋巴窦内淋巴细胞有阳性表达，治疗以后有减少，且阳性细胞淡入皮质髓质深部消失。

2）Bcl-6。阳性肿瘤细胞呈膜型及浆型，前者在早期凋亡状态和脂肪浸润区多见，后者在坏死区边缘多见。

3）Hsp27。阳性肿瘤细胞少数为膜型，多数为浆型，淋巴细胞也可阳性表达在窦内。草杞颗粒促凋亡抗体标记阳性表达情况见表2-8。

表2-8　草杞颗粒促凋亡抗体标记阳性表达情况　　　　　　　　单位：只

组别	Bax			Bcl-6			Hsp27		
	(-)	(+)	(++)	(-)	(+)	(++)	(-)	(+)	(++)
空白对照组	1	5	0	1	5	0	0	6	0
5-FU组	0	5	1	0	4	2	0	5	1
草杞颗粒（小剂量组）	0	4	2	0	5	1	0	4	2
草杞颗粒（中小剂量组）	0	4	2	0	4	2	0	5	1
草杞颗粒（大小剂量组）	0	6	0	0	4	2	0	4	2

注　每组6只小鼠。

4. 讨论

依据病理形态观察，接种S_{180}肿瘤昆明种小鼠经5-FU治疗有明显坏死和凋亡发生。其小组累计坏死分数为1.74，伴有瘤周淋巴结反应性增生，而空白对照组自然性缺血性坏死，小组累计坏死分数为1.20。促凋亡Bax、Bcl-6和Hsp27阳性表达例数和强度均高于空白对照组。

草杞颗粒组治疗S_{180}肿瘤昆明小鼠，均有大片肿瘤细胞坏死、凋亡，小组累计坏死分数在小、中、大剂量组分别为2.28、2.50和2.76，坏死程度随剂量增大呈线性增加关系。促凋亡免疫酶标抗体如Bax、Bcl-6、Hsp27较空白对照组有明显的阳性强度表达增加。

草杞颗粒为中药复方制剂，由白花蛇舌草、枸杞子等中药提取精制而成，祛邪扶正是其治则。实验研究发现，草杞颗粒对S_{180}及Heps实体瘤均表现出明显的抑瘤作用，与^{60}Co或化疗药（CTX、5-FU、VP16）联合使用有减毒增效作用。白花蛇舌草水溶性提取物不但能抑制小鼠移植性S_{180}实体瘤的生长，而且与CTX合用可以明显改善CTX所致的免疫器官萎缩和造血系统的损伤。枸杞多糖具有提高免疫、诱生IL-2、IFN产生的作用。其作用机制可能是使G_2至M期细胞增加及G_0至G_1期和S期细胞减少，同时有促使癌细胞凋亡的作用。本研究显示，促凋亡基因Bax、Bcl-6、Hsp27阳性表达增加明显，从而诱导肿瘤细胞凋亡增加。然其具体机制以及与其他信号通路的关系有待进一步研究。

（三）高压液相色谱法测定冬仙胶囊中虫草素的含量

冬仙胶囊由北冬虫夏草、蜂王浆冻干粉等中药组成，具有扶正祛邪、补益气血的作用。方中北冬虫夏草为君药，其活性成分虫草素具有抑制病毒、抗肿瘤细胞作用。根据虫草素的性质，采用了适宜的提取与分离方法，用高压液相色谱法（HPLC）对冬仙胶囊中虫草素进行了含量测定，获得了满意的结果。

1. 仪器与试剂

（1）仪器。Waters高效液相色谱仪（510泵，996二极管阵列检测器，717自动进样器，Millennium32色谱工作站），KQ-250E型医用超声波清洗器（昆山市超声仪器有限公司）。

（2）试剂。虫草素对照品购自Sigma公司（No 200-791-4），纯度为98.6%；乙腈为色谱纯；水为重蒸水；其他试剂均为分析纯。

2. 方法与结果

（1）色谱条件。色谱柱：AlltimaC_{18}柱（4.6mm×250mm）；流动相：水—乙腈（95∶5）；流速：1mL/min；检测波长：260nm；柱温：30℃。在所拟色谱条件下，所测组分与其他组分均能达到基线分离，虫草素的理论塔板数不低于3500。

（2）对照品溶液的制备。精密称取干燥至恒重的虫草素对照品适量，加50%甲醇制成每1mL含0.1337mg的浓溶液，精密吸取1mL，置5mL容量瓶中，加50%甲醇稀释至刻度线，摇匀，即得浓度为每1mL含26.74μg的对照品溶液。

（3）供试品溶液的制备。取本品内容物适量，研磨成细粉，精密称取1g，精密加入50%甲醇25mL，闭塞，称重，超声处理30分钟，取出，称重，用50%甲醇补足减失的重量，摇匀，滤过，取滤液作为供试品溶液。

（4）阴性对照溶液的制备。按处方比例称取除去北冬虫夏草的其他药材适量，依照冬仙胶囊的制备工艺和供试品溶液的制备方法制备阴性对照溶液，依法测定。结果阴性对照在虫草素相应的保留时间无干扰，见图2-7。

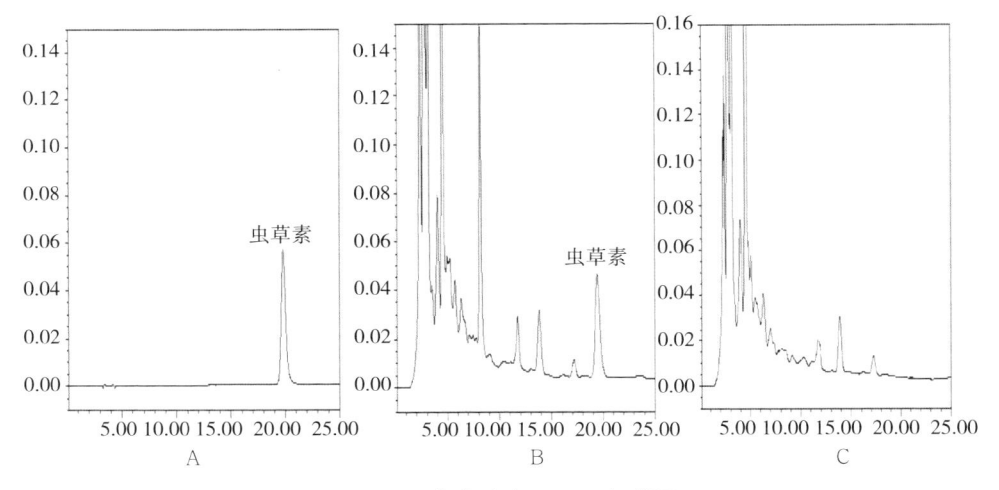

图2-7 冬仙胶囊HPLC色谱图

注 A.虫草素对照品；B.供试品；C.阴性样品。

（5）提取方法选择。本实验首先比较了水、50%甲醇、甲醇、50%乙醇、乙醇等溶剂对样品中虫草素提取的影响，结果测得样品含量分别为0.320mg/g、0.539mg/g、0.521mg/g、0.549mg/g、0.450mg/g，虽然50%乙醇与50%甲醇提取相当，但50%甲醇分离效果最好，故选择50%甲醇为提取溶剂。随后比较了50%甲醇超声提取20分钟、30分钟、40分钟、50分钟对虫草素提取的影响，测得样品含量分别为 0.486mg/g、0.575mg/g、0.578mg/g、0.569mg/g，说明超声提取 30 分钟后虫草素不再增加，故选择超声提取 30 分钟。

（6）线性关系考察。将浓对照品溶液分别进样 0.5μL、1μL、4μL、8μL、12μL、16μL、20μL，在拟订色谱条件下测定峰面积，以峰面积积分值为纵坐标，虫草素量为横坐标进行回归分析，求得回归方程为：$Y=3.19\times10^6X-6.72\times10^4$，$r=0.9999$，表明虫草素在 0.067～2.670μg 具有良好的线性。

（7）精密度实验。精密吸取对照品溶液 20μL，重复进样 5 次，峰面积积分值的 RSD 为 0.6%。

（8）稳定性实验。对同一供试品溶液每隔 2 小时进样 1 次，依法测定，结果表明供试品溶液在 16 小时内稳定，RSD 为 1.6%。

（9）重现性实验。以拟订提取方法平行提取 5 份样品，在所拟订色谱条件下分别进样 20μL，测得虫草素含量为 0.521mg/g，RSD 为 0.6%。

（10）回收率实验。采用加样回收法，取已知含量的样品适量，分别添加虫草素对照品，按上述色谱条件计算回收率，见表 2-9。

表 2-9　加样回收率实验结果（$n=5$）

序号	取样量（g）	样品含量（mg）	加入量（mg）	测得量（mg）	回收率（%）	平均回收率（%）	RSD（%）
1	0.5008	0.2609	0.2674	0.5227	97.90	—	—
2	0.5004	0.2607	0.2674	0.5240	98.45	—	—
3	0.5013	0.2612	0.2674	0.5256	98.88	98.30	0.4
4	0.5018	0.2614	0.2674	0.5231	97.87	—	—
5	0.5009	0.2610	0.2674	0.5241	98.40	—	—

（11）样品含量测定。分别取不同批号的本品，精密称定，按供试品制备方法制备，测定，结果见表 2-10。

表 2-10　样本测定结果（$n=3$）

批号	含量（mg/g）			均值（mg/g）	RSD（%）
030312	0.519	0.524	0.521	0.521	0.5
030411	0.564	0.553	0.578	0.565	2.2
030416	0.622	0.630	0.618	0.623	1.0

3. 讨论

文献报道，北冬虫夏草含有腺苷、虫草素等成分，本实验曾试图以腺苷和虫草素作为含量测定指标，以加强制剂内在质量的控制，但实验发现，制剂中腺苷有阴性干扰，故选择虫草素作为含量测定指标。

通过实验比较，不同比例的乙腈—水、甲醇—水、乙腈—磷酸盐缓冲液、甲醇—磷酸盐缓冲液为流动相对供试品进行分离，结果以乙腈—水分离最好，且避免了缓冲盐作为流动相对仪器的影响。

实验比较了不同提取溶剂、不同超声时间对含量的影响，结果发现，以 50% 甲醇超声 30 分钟即可基本提取完全。经方法学考察，结果表明本法简便、准确、重复性好，空白无干扰，可以很好地控制本品的质量。

（四）冬虫夏草菌丝体免疫特性测试

冬虫夏草入肺、肾二经，甘温不燥，能滋肺补精益气，具有补虚损、抗肿瘤、抗衰老、增强人体免疫功能和调节生殖功能的作用。由于生态环境的改变，天然冬虫夏草日益减少，价格昂贵。为解决药材紧缺困难，并进一步了解冬虫夏草的生长特性和医用价值，我们进行了冬虫夏草菌丝体的发酵培养，并用理化、免疫和病理等手段测试冬虫夏草的有效成分含量和生物活性。现将免疫特性测试实验报告如下。

1. 材料与方法

（1）菌种。冬虫夏草虫草头孢霉的无性型菌丝体，由江苏省中医药研究院菌种资源室提供。

（2）菌种培养与菌丝体提取。母种采用 PDA 加富培养基。实验用菌丝体采用液体培养，将淀粉、糖、蛋白质等配成水溶液，经灭菌处理后接入母种，置

20℃恒温中静置培养 40 日，待液体表面形成一层白色菌丝体时，捞出洗净、烘干、粉碎后阴冷保藏。

（3）SOD 和 LPO 含量测定。由江苏省中医药研究院药理研究室按常规方法进行。

（4）供试小鼠。实验鼠为昆明种小鼠，由江苏省肿瘤研究所提供，合格证号为苏动（质）9300，小鼠共 48 只，雌雄各半，体重（21.2±0.6）g，于实验前 24 小时皮下注射接种 S_{180} 实体瘤细胞，每只小鼠接种量为 $2×10^7$ 个细胞，实验时小鼠临床表现正常。

（5）抑瘤实验。实验分为两组，各 24 只小鼠，雌雄各半。将冬虫夏草菌丝体干粉用温蒸馏水配成含干粉 10% 的混悬液，给实验组小白鼠灌胃给药，剂量为 30mL/kg（即 0.6mL/20g）。对照组每日给予等量的蒸馏水。连续给药 7 日，于第 7 日称体重后，眼球采血 0.5mL，处死剖检脑组织，测定脑组织及全血中超氧化物歧化酶（SOD）及脂质过氧化物（LPO）的含量。再剥取肿瘤，称重，测量瘤体积，将瘤块用 10% 甲醛固定，石蜡包埋，制作组织切片，HE 染色，镜检。

2. 结果

（1）两组全血及脑组织中 SOD、LPO 含量比较。测定结果见表 2-11。实验组全血和脑组织中 SOD 量显著高于对照组（$P<0.05$），而 LPO 量未见明显上升。

表 2-11　两组全血及脑组织中 SOD 和 LPO 测定结果（$\bar{x}±s$）

组别	SOD		LPO	
	全血（μmol/mL）	脑组织（μmol/g）	全血（μmol/mL）	脑组织（μmol/g）
实验组	1234.6±72.7	508.8±71.2*	69.5±6.0	168.1±19.0
对照组	1179.7±95.9	450.4±52.3	58.6±7.8	162.1±15.9

注　*与对照组比较，$P<0.05$。

（2）冬虫夏草菌丝体抑瘤实验结果。

1）实验鼠临床状态观察。在整个给药过程中，实验组荷瘤小鼠的精神状态明显好于对照组。给药第 4 日后，因肿块巨大，对照组小鼠的活动明显减少，精神萎靡不振，摄食困难，并有 2 只死亡，至第 7 日，小鼠基本匍伏不动，无力摄食，被毛零乱，毛色枯黄，濒临死亡。实验组小鼠在给药第 7 日仍能摄食、饮水，并可在饲养笼内游走。

2）冬虫夏草对肿瘤的抑制程度。瘤重、瘤体积指标见表 2-12，实验组指标均低于对照组。

表 2-12 冬虫夏草菌丝体抑瘤试验结果（$\bar{x} \pm s$）

组别	动物数（只）	体重（g）	瘤重（g）	瘤体积（cm³）
实验组	24	25.5 ± 3.0	1.08 ± 0.85	2.26 ± 0.13*
对照组	24	27.2 ± 3.9	1.35 ± 1.11	2.85 ± 0.11

注 *与对照组比较，$P < 0.05$。

3）癌细胞分化率和细胞面积观察。病理组织学检查结果见表 2-13，实验组瘤细胞分化较好，排列较疏松，大部分高分化，高分化率约占 75%（$P < 0.001$），细胞及核异形性小，部分瘤细胞已有丝分裂，大片瘤细胞变性、核固缩、碎裂、溶解、间质出血、坏死，瘤细胞间有较多中性粒细胞、淋巴细胞，瘤细胞面积约占切片检测总面积的 28%（$P < 0.001$）。对照组经显微观察显示，瘤细胞排列密集、紊乱，呈团块状，瘤细胞低分化或未分化，高分化率约占 21%，分化程度极差，细胞及核异形性大、核深染、成团，瘤细胞索之间有结缔组织，其间有极少量中性粒细胞及淋巴细胞，瘤细胞面积约占切片检测总面积的 89%。实验组和对照组的瘤细胞分化率和瘤细胞面积数之间存在着极显著差异。

表 2-13 瘤细胞分化率和所占面积（$\bar{x} \pm s$）

组别	瘤细胞分化率（%）	瘤细胞所占面积（%）
实验组	75.0 ± 4.2*	28.0 ± 1.6*
对照组	22.1 ± 2.1	89.1 ± 5.4

注 *与对照组比较，$P < 0.001$。

3. 讨论

SOD 是生物中存在的与防御氧的毒性相关的一类金属酶，它在机体抗辐射损伤、防衰老、抗肿瘤和抗炎症等方面起重要作用，是衡量机体天然免疫水平的重要参考指标。LPO 能通过活性氧引发细胞膜的脂质过氧化，从而引起细胞和机体的损伤。在小鼠血液和脑组织中，LPO 含量是反映机体抗氧化能力的一个重要参数。在本实验中，冬虫夏草菌丝体提高了小鼠全血和脑组织中 SOD 含量，而 LPO 水平并无明显增加，从而增强了机体的免疫功能，控制了肿瘤细胞的生长，使瘤细胞的重量和体积减少，提高了瘤细胞的分化率，降低了瘤细胞的生长速度，减轻了其对机体的侵害程度，为延长生命和治疗争取了时间。本实验从免疫学的角度证实了冬虫夏草菌丝体的免疫功效。

冬虫夏草菌丝体的开发利用是 20 世纪 90 年代以来的课题。我所以固体米饭培养产生的虫草米饭菌丝体，经动物实验和人体临床试验，也取得了同样效果，为开发利用具有抗衰老、保健功能的新产品提供了依据。本实验未用冬虫夏草子实体做实验对照，故缺乏完整性数据，尚有待今后开发工作中补充和扩大实验，以增强实验结果的真实性和完整性。

（五）冬虫夏草菌丝体抗肿瘤的实验研究

1. 菌株来源
此菌株引自上海农科院，其有性型为冬虫夏草，无性型为菌丝和孢子。

2. 培养基配方
母种以 PDA 培养基为主，适当添加微量氮源和微量元素。

液体培养基：以淀粉为主，添加适量的糖、蛋白质和微量元素。

固体培养基：以米饭为主，添加适量的糖、蛋白质和微量元素。

3. 培养方法
液体培养基用 250mL 或 500mL 盐水瓶盛装，每瓶装 150mL 或 250mL 培养液，经高压后，在无菌条件下接入母种，在无菌条件下接入液体原种，置于 10～20℃温度中培养，约 1 个月待菌丝长满于培养基中，即可挖出烘干。

4. 氨基酸含量
天然冬虫夏草和冬虫夏草菌丝体氨基酸含量测定，有显著性差异，见表 2-14。

表 2-14　天然冬虫夏草和冬虫夏草菌丝体氨基酸含量的比较

氨基酸种类	天然冬虫夏草（%）	冬虫夏草菌丝体（%）
精氨酸	1.426	1.710
组氨酸	1.114	2.633
胱氨酸	0.381	1.546
异亮氨酸	1.259	2.280
亮氨酸	0.937	2.934
赖氨酸	0.913	1.478
苯丙氨酸	0.781	1.098
酪氨酸	0.853	1.154
缬氨酸	0.719	2.175
苏氨酸	0.911	1.662
天冬氨酸	1.646	3.487
谷氨酸	2.360	4.301
丝氨酸	1.080	1.597
甘氨酸	0.594	1.844
丙氨酸	0.791	0.440
甲硫氨酸	0.545	0.466
乌氨酸	—	0.163
γ-氨基丁酸	—	0.550

5. 冬虫夏草菌丝体 LD_{50} 测定

直接大剂量服用，无明显的毒理反应，无法按常规测定 LD_{50}，小白鼠一次灌胃的最大耐受量为 10g/kg，此剂量相当于人一次用量的 1666.7 倍，证明其口服安全，无明显的不良反应。

6. 冬虫夏草菌丝体的抑瘤试验

将荷瘤小鼠 S_{180} 分成两组，对照组每日给予等量的蒸馏水，实验组给荷瘤小

鼠 S_{180} 口服冬虫夏草菌丝体口服液，第 7 日摘眼球取血，取脑组织测定 SOD 和 LPO，对瘤块进行光镜组织形态检测，所测结果见表 2-15～表 2-17。表 2-15 说明实验组的肿瘤呈减小趋势，瘤体积明显缩小（$P < 0.05$），表明虫草菌丝体对 S_{180} 肿瘤有一定抑制作用。由表 2-16 可见，实验组荷瘤小鼠的瘤细胞高分化率明显高于对照组，而瘤细胞面积所占百分率明显低于对照组（P 均 < 0.001），可见给药后，对小鼠的 S_{180} 实体瘤有一定的抑瘤作用。由表 2-17 可见，实验组小鼠脑组织中的 SOD 和全血中的 LPO 明显增加（$P < 0.05$），全血中 SOD 亦有增加趋势，提示冬虫夏草菌丝体可以提高荷瘤小鼠 S_{180} 的免疫功能。

表 2-15　冬虫夏草菌丝体对荷瘤小鼠 S_{180} 抑瘤的影响（$\bar{x} \pm s$）

组别	动物数（只）	体重（g）	瘤重（g）	瘤体积（cm^3）	脾（g）
实验组	16	25.5 ± 3.0	1.08 ± 0.85	2.26 ± 0.13*	0.16 ± 0.06
对照组	14	27.2 ± 3.9	1.35 ± 1.11	2.85 ± 0.11	0.21 ± 0.06

注　与对照组比较，*$P < 0.05$。

表 2-16　冬虫夏草菌丝体对瘤细胞高分化和瘤细胞所占面积的影响（$\bar{x} \pm s$）

组别	动物数（只）	瘤细胞高分化（%）	瘤细胞面积（%）
实验组	16	25.0 ± 4.2*	28.0 ± 1.6*
对照组	14	22.1 ± 2.1	89.1 ± 5.4

注　与对照组比较，*$P < 0.001$。

表 2-17　冬虫夏草菌丝体对小鼠全血及脑组织中 SOD、LPO 的影响

组别	动物数（只）	SOD		LPO	
		全血（μmol/mL）	脑组织（μmol/g）	全血（μmol/mL）	脑组织（μmol/g）
实验组	16	1234.6 ± 72.7	508.8 ± 71.2*	69.5 ± 6.0*	168.1 ± 19.0
对照组	14	1179.7 ± 95.9	450.4 ± 52.3	58.6 ± 7.8	162.1 ± 15.9

注　与对照组比较，*$P < 0.05$。

（六）气功对淋巴细胞酯酶活性的影响

气功是中医学的一个组成部分，是具有民族特色的医疗保健运动。下面探讨气功与免疫的关系。

1. 材料与方法

正常人：未练气功组为本所体检健康职工，计 40 例；练气功组：练气功已有 6～12 个月者，共 72 例。肿瘤患者：多数是肿瘤患者术后来院用中药治疗，但也有少数肿瘤患者未手术来院就诊。其中，练气功组 17 名，未练气功组 40 名。

自纳入研究者的手指或耳垂采血涂片，在普通显微镜下计算出 ANAE 活性显示的阳性率。

2. 结果

表 2-18 说明，正常人练气功组与不练气功组 ANAE 活性检测差异有统计学意义（$P < 0.01$）。可见正常人练气功有助于免疫功能提高。练气功的正常人与未练气功的肿瘤患者对比差异也有统计学意义（$t=13.4$，$P < 0.01$）。练气功的肿瘤患者与未练气功的肿瘤患者 ANAE 活性差异有统计学意义（$P < 0.01$）。这说明肿瘤患者除服用药物治疗外，配合气功锻炼，有利于提高免疫功能，增加抗病能力。

表 2-18 ANAE 活性检测的比较

组别		例数	$\bar{x} \pm s$（%）	P 值
正常人	练气功组	72	74.90 ± 11.61	< 0.01
	未练气功组	40	65.50 ± 8.90	
肿瘤患者	练气功组	17	68.18 ± 11.04	< 0.01
	未练气功组	40	43.40 ± 12.46	

3. 讨论

人类可通过气功锻炼，调整体内阴阳气血，疏通经络，扶正培本，从而治病强身。练气功者的 ANAE 活性明显高于未练气功者。这提示气功能增强免疫功能，并证实了气功有防病健身的作用。要探索气功的奥秘，必须深入研究气功与机体免疫系统的关系。我们的实验尚属初始阶段，还有待今后进一步探讨。

(七)冬仙胶囊抗肿瘤作用的实验研究

徐荷芬教授在长期临床实践中,积累了用中医中药治疗肿瘤的经验,形成了自己的学术思想,强调整体观念,有的放矢地辨证用药,做到攻邪而不伤正,是中医治疗肿瘤的有效手段,冬仙胶囊即是根据临床实践的经验组方而成,旨在通过扶正培本、补益气血,提高机体免疫功能,从而达到正胜邪退、控制肿瘤生长、提高患者生活质量的目的。

1. 材料和方法

(1)药品。冬仙胶囊浸膏,由江苏省中医药研究院药剂科提供,每克浸膏含生药 2.6g。氟脲嘧啶(5-FU):上海华联制药有限公司产品,批号 980612。

(2)动物。昆明种小鼠,18~22g,江苏省肿瘤防治研究所实验动物中心提供。合格证号码:苏(动)质字第 97005,(2000)环类 21 号。

(3)瘤株及接种。S_{180} 及艾氏腹水瘤株:江苏省肿瘤防治研究所定期传代瘤株。取 18~22g 昆明种小鼠,雌雄各半,另取生长旺盛且无溃破又健康状况较好的荷瘤小鼠(S_{180} 或 Heps),拉断颈椎处死,置超净工作台,在无菌条件下取出瘤块,用 0.9% NaCl 溶液按 1:(3~4)制成肿瘤细胞悬液,计数并调节细胞数为 $1×10^8$/mL,每只小鼠腋窝下皮下按种 0.2mL(EAC 腹腔)。

(4)分组及给药。接种后随机分组,设空白对照组(H_2O 0.5mL)、5-FU 组(5-FU 每日 25mg/kg),以及冬仙胶囊大剂量组(每日 10.4g/kg)、中剂量组(每日 5.2g/kg)、小剂量组(每日 2.6g/kg)。每组雌雄各半,平均体重差不超过 1g,24 小时后灌胃给药,每日 1 次,连续 8 日,次日解剖称体重,剥离瘤块。用称重法对胸腺指数及脾指数进行测定,并观察艾氏腹水癌小鼠的寿命。

2. 结果

冬仙胶囊对 S_{180} 及 Heps 实体瘤均表现出明显的抑瘤作用,可使荷瘤小鼠的瘤重明显减轻(表 2-19、表 2-20),除小剂量组对 S_{180} 无显著性差异($P>0.05$)外,中剂量组及大剂量组与空白对照组比较有显著性差异($P<0.01$),且随着剂量的增加,抑瘤效果增强。

表 2-19　冬仙胶囊对 Heps 小鼠肿瘤的抑制作用（$n=8$）

组别	每日剂量（g/kg）	体重（g） 实验前	体重（g） 实验后	瘤重（g）	抑瘤率（%）	P 值
空白对照组	—	20.8±1.5	29.6±3.7	2.61±0.22	—	—
冬仙胶囊小剂量组	2.6	20.8±1.5	27.1±4.2	1.95±0.42	25.29	<0.05
冬仙胶囊中剂量组	5.2	20.8±1.5	27.2±6.9	1.37±0.35	47.51	<0.001
冬仙胶囊大剂量组	10.4	20.8±1.5	24.6±2.5	1.25±0.34	52.11	<0.001
5-FU 组	0.025	20.7±1.7	25.8±6.5	0.87±0.28	66.67	<0.001

表 2-20　冬仙胶囊对 S_{180} 小鼠肿瘤的抑制作用（$n=8$）

组别	每日剂量（g/kg）	体重（g） 实验前	体重（g） 实验后	瘤重（g）	抑瘤率（%）	P 值
空白对照组	—	20.8±1.5	25.0±3.0	1.84±0.47	—	—
冬仙胶囊小剂量组	2.6	20.7±1.4	27.2±2.9	1.56±0.48	16.13	>0.05
冬仙胶囊中剂量组	5.2	20.8±1.5	23.9±3.2	1.04±0.59	44.09	<0.001
冬仙胶囊大剂量组	10.4	20.8±1.5	23.2±4.2	1.15±0.21	38.17	<0.001
5-FU 组	0.025	21.8±1.2	26.8±3.1	0.81±0.15	56.45	<0.001

冬仙胶囊对小鼠的脾脏指数、胸腺指数的影响，见表 2-21、表 2-22。

表 2-21　冬仙胶囊对 Heps 小鼠的脾脏指数、胸腺指数的影响（$n=8$）

组别	每日剂量（g/kg）	脾脏指数	胸腺指数	P 值
空白对照组	—	87.95±27.10	26.96±6.42	—
冬仙胶囊小剂量组	2.6	84.85±28.27	23.44±10.53	>0.05
冬仙胶囊中剂量组	5.2	84.51±26.96	31.64±8.93	>0.05

续表

组别	每日剂量（g/kg）	脾脏指数	胸腺指数	P 值
冬仙胶囊大剂量组	10.4	61.46±11.55	22.53±6.61	>0.05
5-FU 组	0.025	76.81±20.89	17.69±5.59	<0.001

表 2-22　冬仙胶囊对 S_{180} 小鼠的脾脏指数、胸腺指数的影响（$n=8$）

组别	每日剂量（g/kg）	脾脏指数	胸腺指数	P 值
空白对照组	—	71.90±13.91	28.33±8.32	—
冬仙胶囊小剂量组	2.6	70.78±14.95	28.14±12.16	>0.05
冬仙胶囊中剂量组	5.2	67.30±7.81	25.66±8.51	>0.05
冬仙胶囊大剂量组	10.4	79.71±34.05	30.13±10.40	>0.05
5-FU 组	0.025	84.71±14.39	21.60±2.87	<0.05

冬仙胶囊对 S_{180} 腹水型小鼠能明显延长其存活时间，生命延长率分别为 10.74%、24.83%、17.45%，与 5-FU 组相当（表 2-23）。

表 2-23　冬仙胶囊对腹水小鼠存活时间的影响（$n=8$）

组别	每日剂量（g/kg）	存活时间（日）	延命率（%）	P 值
空白对照组	—	14.9±2.0	—	—
冬仙胶囊小剂量组	2.6	16.5±1.5	10.74	>0.05
冬仙胶囊中剂量组	5.2	18.6±3.6	24.83	>0.05
冬仙胶囊大剂量组	10.4	17.5±4.0	17.45	>0.05
5-FU 组	0.025	18.5±1.3	24.16	>0.05

3. 讨论

冬仙胶囊对 S_{180} 及 Heps 实体瘤均表现出明显的抑瘤作用，可使荷瘤小鼠的瘤重明显减轻，除小剂量组对 S_{180} 无显著性差异（$P>0.05$）外，中剂量组和大剂量组与空白对照组比较均有显著性差异（$P<0.01$）；且随剂量的增加抑瘤效果增强，抑瘤作用与 5-FU 组比较无显著性差异（$P>0.05$）。冬仙胶囊能延长 EAC

小鼠存活时间，但作用不明显，与空白对照组比较有显著性差异（$P < 0.05$）。其具体作用机制以及作用细胞周期的阶段有待进一步研究。

（八）消化道肿瘤舌象细胞学的初步观察

观察舌象是中医辨证的重要指标。《伤寒舌鉴》言："邪气入里，其虚实寒热之机必现于舌。"关于舌诊研究方面的资料，目前国内有不少报道，但多数尚处于肉眼观察阶段。为了探讨消化道肿瘤与舌诊、舌象细胞学的相互关系，我们对100例消化道肿瘤患者的舌苔进行了细胞学观察及舌苔pH的测定。现将结果总结如下。

1. 研究对象

20名正常人为江苏省中医药研究院职工及家属，身体健康，年龄19～50岁，其中男、女各为10名。舌诊观察均为正常舌象，舌质淡红、苔薄白。

100例消化道肿瘤患者，为江苏省中医药研究院肿瘤科门诊患者。年龄25～81岁。其中男72例，女28例。临床诊断为胃癌41例，食管癌31例，肠癌28例。

20例慢性胃炎患者，为江苏省中医药研究院消化科门诊患者。年龄25～50岁，男、女各10例。临床诊断为胃部疾病，镜下检查为慢性浅表性胃炎。

2. 检查方法

受检者先漱口后，先用肉眼观察舌象，详细记录舌质及舌苔情况。然后在舌面上用干净消毒的刮舌板，从舌后到舌前刮取舌苔，用干净滤纸吸取多余的唾液，用1～14广泛pH试纸先测舌苔pH，然后进行舌苔涂片（用推片法在载玻片上进行）。每人涂4张，卡诺氏液固定，1张进行巴氏染色，其余备用。

巴氏染色后，镜下观察各种不同舌苔舌上皮细胞角化情况，求出角化细胞百分率。凡能看到白细胞的涂片，再进行瑞氏染色，进一步观察各种不同舌苔白细胞的变化。

3. 结果

（1）消化道肿瘤患者的舌诊观察结果见表2-24。从表2-24可以看出，31例食管癌患者中黄腻苔15例（48.3%），其他苔16例；舌质青紫16例（51.6%）。41例胃癌患者中剥苔21例（51.2%），其他苔20例；舌质青紫20例（48.7%）。

28例肠癌患者中白腻苔13例（46.4%），其他苔15例；舌质青紫12例（42.8%），20例慢性胃炎患者中黄腻苔9例（45%），其他苔11例；无一例舌质青紫。而正常人无一例黄腻苔、白腻苔、剥苔，舌质均为淡红。从观察结果来看，消化道肿瘤患者的苔型以黄腻苔、白腻苔、剥苔为主，食管癌主要是黄腻苔，胃癌主要是剥苔，肠癌主要是白腻苔，而舌质以青紫为主；慢性胃炎的舌苔也是以黄腻苔为主，但舌质大多是淡红。

表 2-24　消化道肿瘤与舌质、舌苔的关系

组别	例数	舌质				舌苔					
		淡白	淡红	红绛	青紫	薄白	薄黄	白腻	黄腻	剥苔	焦黄
正常人	20	0	20	0	0	20	0	0	0	0	0
慢性胃炎	20	8	9	3	0	3	7	1	9	0	0
食管癌	31	2	5	8	16	1	4	8	15	3	0
胃癌	41	13	2	6	20	2	1	2	6	21	9
肠癌	28	1	4	11	12	1	2	13	4	0	8
总计	140	24	40	28	48	27	14	24	34	24	17

（2）舌苔pH观察结果。20例正常人的pH，18例在6～8，2例在6以下，平均7.3，为中性及弱酸性。各类不同舌苔的患者，舌苔pH均比正常人低。各类舌苔中，以黄腻苔pH最低，平均值为5.3，而薄白苔最高，平均值为6.8（表2-25）。从观察结果来看，消化道肿瘤患者舌苔的pH多为弱酸性。

表 2-25　不同舌苔pH情况

舌苔	例数	舌苔pH	舌苔pH平均值
薄白苔	27	5.0～8.5	6.8
白腻苔	24	5.0～7.5	6.3
薄黄苔	14	4.5～7.0	5.8

续表

舌苔	例数	舌苔 pH	舌苔 pH 平均值
黄腻苔	34	4.5～6.0	5.3
焦黄苔	17	5.0～6.0	5.5
剥苔	24	4.5～7.5	6.0

（3）舌上皮细胞角化情况的观察结果。舌苔涂片巴氏染色后，观察舌乳头上皮细胞角化情况，可发现正常人和消化道肿瘤患者明显不同。正常人（薄白苔）可见舌上皮细胞分布比较均匀，背景清晰，多数为不全角化上皮细胞，超角化细胞一般在10%以下；超角化细胞数多数在10%～20%；细胞显示很胖，胞质丰富，无形态变异。慢性胃炎的超角化细胞有大于20%者，细胞显示很胖，胞质丰富，有形态变异。各类肿瘤患者的舌苔舌上皮细胞角化情况则与正常人不同，舌苔腻者（包括黄腻苔、白腻苔），可见上皮细胞比数较大，背景多数较脏。多数患者舌上皮细胞有过度角化的倾向，超角化细胞＞10%，均比正常人增高，以黄腻苔增高最明显，＞10%者占82.3%。而且超角化细胞百分率较高，多数超过20%，最高可达47%。不同舌苔上皮细胞角化情况见表2-26，超角化细胞数其他苔型均高于薄白苔，经统计学处理，差异有统计学意义（$P<0.05$）。不全角化细胞多数可见退化变性，有的胞质中可见较多颗粒，角化细胞呈狭长而多形性。薄白苔的患者涂片中背景较清晰，细胞形态变化不如苔腻者显著。剥苔患者舌上皮细胞比数减少，并且细胞体积比正常人明显减小，但在剥苔患者的舌苔涂片中能见到浅染疏松大细胞（细胞圆形，胞质浅蓝灰色，核质稀疏，染色稍暗，有不新鲜感觉），其他苔则无。

表2-26 不同舌苔舌上皮细胞角化情况

舌苔	例数	超角化细胞＞10%者的例数	超角化细胞＞10%者所占百分率（%）
薄黄苔	14	8[*]	57.1
白腻苔	24	18[**]	75.0

续表

舌苔	例数	超角化细胞＞10%者的例数	超角化细胞＞10%者所占百分率（%）
黄腻苔	34	28**	82.3
焦黄苔	17	11**	64.7
剥苔	24	12*	50.0
薄白苔	27	6	22.2

注　与薄白苔比较，*$P<0.05$，**$P<0.01$。

（4）舌苔白细胞观察结果。正常人舌苔涂片中背景较为清晰，很少见到白细胞，其中以中性粒细胞为主，形态较完整。不同舌苔涂片中多数能见到白细胞（表2-27），尤其黄腻苔白细胞最多，成堆出现，以中性细胞或单核细胞为主；白细胞多数体积较大，胞质不易着色，胞质中颗粒粗大，部分细胞破碎，仅能看到细胞核。不同舌苔白细胞情况见表2-27。黄腻苔、焦黄苔、薄黄苔、白腻苔的白细胞数均高于薄白苔，差异有统计学意义（$P<0.01$），剥苔与薄白苔见到白细胞的例数比较差异无统计学意义（$P>0.05$）。

表2-27　不同舌苔白细胞情况

舌苔	例数	见到白细胞者的例数	见到白细胞的百分比（%）
薄黄苔	14	10*	71.4
白腻苔	24	17*	70.8
焦黄苔	17	12*	70.5
黄腻苔	34	29*	85.2
剥苔	24	11	45.8
薄白苔	27	7	25.9

注　与薄白苔比较，*$P<0.01$。

4. 讨论

中医学认为，舌苔形成由胃气所生，正常人以薄白苔多见，表明胃气正常。现代医学认为，消化系统与舌苔的关系极为密切，Burket提出舌苔是胃黏膜变化的指标。Sqnire 明确指出，舌黏膜是机体对内、外环境反应较敏感的一种组织，是身体健康状况的晴雨表。

舌苔的色泽及厚薄均与丝状乳头性状有关，丝状乳头的长短会影响舌苔的厚薄及色泽。厚腻苔主要为丝状乳头表面互相融合，剥苔主要为丝状乳头萎缩。

舌苔形成主要为丝状乳头的分化，丝状乳头末梢分化成完全角化或不全角化的角化树，在角化树分枝的空隙中，填有脱落的角化上皮、唾液、细菌、食物碎屑等，组成了正常的薄白苔。正常人之所以仅有薄白苔形成，主要是舌的自洁作用，包括咀嚼、说话及分泌唾液等，使生成的舌苔不断脱落、消除，因而总是看到一层薄苔。当发生疾病时，由于舌的自洁作用受到影响，如发热失水，使唾液分泌减少，食欲减退，以致饮食减少等因素，而使口腔的咀嚼动作及对舌苔的摩擦作用减少，丝状乳头延长，食物碎屑、细菌、白细胞易于堆积而形成了较厚的舌苔，所以舌苔的厚薄决定于丝状乳头的增殖程度。我们对 100 例消化道肿瘤患者的舌象细胞学观察发现，肿瘤患者中以黄腻苔居多，并且舌苔集中在舌中，呈鸡心形，食管癌尤为显著。慢性胃炎黄腻苔也较常见，但舌苔不在中心。

临床上发现腻苔患者上皮细胞比数增多，有堆积现象，上皮细胞过度角化，以黄腻苔尤为显著。剥苔患者角化细胞比数有减少，且细胞体积小，但上皮细胞仍有过度角化的倾向。在剥苔患者的舌苔涂片中，能见到浅染疏松大细胞。分布在舌上皮细胞之间，病情越重，舌苔上大细胞数量就越多，这是剥苔的组织学特征，胃癌患者的舌苔大多具有此特征。

本研究发现白细胞的多少可能与舌苔的色泽和腻、薄都有关。黄苔常可见到较多的白细胞，黄腻苔白细胞占 85.2%，大多是肿瘤患者，而薄白苔及剥苔患者所见白细胞较少。

本研究结果表明，患者舌苔 pH 均低于正常人，这与文献报道一致。舌苔 pH 正常人在 6～8，为中性或弱碱性。而患者大多在 5～6，为弱酸性。pH 的高低似与苔色有一定的关系，即黄腻苔患者 pH 最低，薄白苔患者 pH 偏高，接近正常人。有学者认为口腔 pH 下降，阻断了丝状乳头上皮细胞的正常脱屑而使角质层堆积，由微生物发展而成腻苔。

本研究发现苔色可能与涂片上的细菌及白细胞的数量有关，如黄腻苔涂片背景上常可见大量细菌及中性粒细胞，有时可见真菌（细菌产酸，使 pH 降低），所以黄腻苔 pH 较低，而消化道肿瘤患者黄腻苔占大多数，提示 pH 偏低。

（九）恶性肿瘤患者 200 例舌象观察

舌诊是中医学望诊的主要组成部分，自秦汉以来，历代医家在舌诊方面积累了丰富的经验。中医有关舌诊的记载最早见于《黄帝内经》，如"心开窍于舌""脾脉系舌本""肾脉夹舌本"，把舌与脏腑紧密地联系起来，并阐明了其生理病理变化，认为人是一个整体，机体受到病邪的侵袭后，通过病理变化反映到机体外部，特别是舌的变化最为明显。我们为了进一步探索恶性肿瘤患者舌象的变化，观察了 200 例恶性肿瘤和 136 例其他疾病患者的舌象情况。现将有关资料整理如下。

1. 一般资料

本组肿瘤病例均经江苏省肿瘤防治研究所明确诊断，其他疾病患者为江苏省中医院住院病例。在 200 例恶性肿瘤中，头颈部肿瘤 25 例，食管癌 21 例，胃癌 28 例，肺癌 28 例，乳腺癌 15 例，原发性肝癌 11 例，肠癌 18 例，恶性淋巴瘤 26 例，妇科肿瘤 28 例。其他疾病患者均为江苏省中医院的内、外、妇科病例，共 136 例。肿瘤组：男 108 例，女 92 例；年龄 14～81 岁，平均 54.45 岁。其他疾病组：男 83 例，女 53 例；年龄 20～72 岁，平均 43.64 岁。

2. 舌诊观察

200 例恶性肿瘤患者和 136 例其他疾病患者的舌诊观察结果见表 2-28。癌症患者的舌象多种多样，但仍有一定的规律可循，兹分舌质、舌苔、舌体和舌脉等加以论述。

（1）舌质。在 200 例恶性肿瘤患者中（下称甲组），淡红舌（属正常舌）83 例（41.5%），淡白舌 20 例（10.0%），绛舌 11 例（5.5%），紫舌 47 例（23.5%）。其他疾病患者中（下称乙组），淡红舌 101 例（74.3%），淡白舌 30 例（22.1%），绛舌 4 例（2.9%），紫舌 1 例（0.7%）。经统计学处理，除了绛舌外，如淡红舌、淡白舌、紫舌两组差异均有统计学意义（P 均 < 0.01），尤其是紫舌，甲组为乙组的 47 倍（$P < 0.001$），两组比较有极显著差异。

表 2-28 200 例恶性肿瘤和 136 例其他疾病患者的舌诊观察结果

项目		恶性肿瘤									合计	百分率(%)	其他疾病		P 值
		头颈部肿瘤	肺癌	食管癌	胃癌	肝癌	肠癌	乳腺癌	妇科肿瘤	淋巴瘤			合计	百分率(%)	
观察例数		25	28	21	28	11	18	15	28	26	200	100	136		
舌质	淡红	11	6	11	13	2	10	9	14	7	83	41.5	101	74.3	<0.01
	淡白	2	4	0	1	0	3	2	3	5	20	10.0	30	22.1	<0.01
	红	0	5	4	0	0	4	3	5	7	28	14.0	0	0	
	绛	1	0	2	4	1	0	0	3	0	11	5.5	4	2.9	>0.05
	暗红	0	5	0	0	0	0	0	2	3	11	5.5	0	0	
	紫	11	8	4	10	8	0	0	1	4	47	23.5	1	0.7	<0.001
舌苔	薄白	12	13	5	12	4	8	9	15	16	94	47.0	77	56.6	>0.05
	薄黄	4	3	3	2	0	4	3	2	6	27	13.5	38	27.5	<0.01
	白腻	5	3	7	5	2	2	1	2	0	27	13.5	19	13.9	>0.05
	黄腻	5	8	4	8	4	4	0	9	2	45	22.5	2	1.4	<0.01
	剥脱	0	0	1	0	0	0	0	0	0	1	0.5	0	0	
	镜面	1	0	0	0	1	0	0	1	0	6	3.0	0	0	
舌体	正常	19	17	9	10	7	14	10	18	20	124	62.0	110	81.0	<0.05
	肿大	2	4	2	2	5	1	0	4	8	29	14.5	8	6.0	<0.01
	齿痕	2	4	6	10	2	4	0	1	2	32	16.0	7	5.2	<0.01
	裂纹	0	2	4	3	0	0	0	0	1	13	6.5	4	3.0	
	歪斜	1	1	0	0	0	0	0	0	0	2	1.0	5	3.8	
	瘦小	0	0	0	0	0	0	0	0	0	0	0	2	1.0	

续表

项目		恶性肿瘤										其他疾病		P 值
		头颈部肿瘤	肺癌	食管癌	胃癌	肝癌	肠癌	乳腺癌	妇科肿瘤	淋巴瘤	合计	百分率(%)	合计	百分率(%)	
舌脉主干充盈度	平坦	16	11	10	11	3	12	9	10	16	98	49.0	74	54.4	>0.05
	饱满	8	13	9	12	3	3	5	14	9	76	38.0	49	36.1	>0.05
	怒张	1	4	2	5	3	3	1	4	1	24	12.0	6	4.4	<0.05
	弯曲	0	0	0	0	0	2	0	0	0	2	1.0	7	5.1	<0.05
舌脉主干颜色	紫红	6	3	6	1	0	5	3	5	10	39	19.5	95	70.0	<0.01
	淡红	13	17	10	18	7	11	12	7	10	105	52.5	27	19.8	<0.01
	青紫	3	6	5	8	3	2	0	16	6	49	24.5	14	10.2	<0.01
	紫黑	3	2	0	1	0	1	0	0	0	7	3.5	0	0	
下唇黏膜	淡红	6	17	13	8	5	15	10	21	20	115	57.5	111	81.6	<0.01
	红紫	15	5	5	12	4	2	4	7	5	59	29.5	19	14.0	<0.01
	淡青紫	2	3	3	6	2	1	0	1	0	19	9.5	6	4.4	>0.05
	青紫	2	3	0	2	0	0	0	0	0	7	3.5	0	0	

（2）舌苔。甲组200例中,薄白苔94例（47.0%）,白腻苔27例（13.5%）。乙组136例中,薄白苔77例（56.6%）,白腻苔19例（13.9%）。两组比较差异无统计学意义（$P>0.05$）。甲组薄黄苔27例（13.5%）,黄腻苔45例（22.5%）。乙组薄黄苔38例（27.5%）,黄腻苔2例（1.4%）。两组比较差异有显著统计学意义（$P<0.01$）。中医认为,一般白苔病情较为轻浅,黄苔病情较白苔严重。因此,从这两组病例可以看出,薄白苔和白腻苔两组无明显差别。薄黄苔和黄腻苔两组均有非常明显差异,这提示着肿瘤病情比较严重。

（3）舌体。在舌体观察上,甲组正常124例（62.0%）,胖大29例（14.5%）,齿痕32例（16.0%）。乙组正常110例（81.0%）,胖大8例（6.0%）,齿痕7例（5.1%）。两组比较差异有统计学意义（$P<0.05$）。甲组裂纹13例（6.5%）,歪斜2例

（1.0%）；乙组裂纹 4 例（2.9%），歪斜 5 例（3.6%），瘦小 2 例（1.0%）。这两种舌体均因例数较少，无统计学价值。

（4）舌脉。舌脉主干充盈度：舌脉平坦者即舌脉主干不充盈，小静脉不扩张者正常。甲组平坦 98 例（49.0%），饱满 76 例（38.0%）；乙组平坦 74 例（54.4%），饱满 49 例（36.1%）。两组比较差异均无统计学意义（P 均 > 0.05）。甲组怒张 24 例（12.0%），弯曲 2 例（1.0%）；乙组怒张 6 例（4.4%），弯曲 7 例（5.1%）。两组比较差异均有统计学意义（P 均 < 0.05）。

舌脉主干颜色：甲组紫红 39 例（19.5%），淡红 105 例（52.5%），青紫 49 例（24.5%）；乙组紫红 95 例（69.9%），淡红 27 例（19.9%），青紫 14 例（10.3%）。两组比较差异均有统计学意义（P 均 < 0.01）。

（5）下唇黏膜。甲组淡红 115 例（57.5%），红紫 59 例（29.5%），淡青紫 19 例（9.5%）；乙组淡红 111 例（81.6%），红紫 19 例（14.0%），淡青紫 6 例（4.4%）。两组下唇黏膜淡红和红紫的例数比较差异均有显著统计学意义（P 均 < 0.01），两组下唇黏膜淡青紫的例数比较差异无统计学意义（P > 0.05）。而下唇黏膜青紫者甲组有 7 例，乙组无，说明下唇黏膜青紫者，应当考虑患者是否有肿瘤。因例数较少，还难看出其规律性，在此仅作为一个看法提出来，以便今后临床过程中再作验证。

3. 体会

恶性肿瘤患者的舌象在临床上具有一定的规律性，这和中医认为肿瘤的形成均因本虚标实有关，特别是和气滞血瘀、热毒壅盛、湿浊困中关系更大。因此，恶性肿瘤患者在舌质上表现为紫舌较多，舌苔以黄苔为主，舌体上则以胖大和裂痕者多见，舌脉上可表现为舌脉主干充盈、怒张和弯曲。舌脉主干颜色以青紫为主，下唇黏膜见青紫色，恶性肿瘤组发现 7 例，而其他疾病组无，虽然例数不多，却提示下唇黏膜青紫者，应当考虑有无癌症的可能。同时根据临床上舌象观察的四个方面，凡青紫者均以恶性肿瘤为多见。因此，肿瘤患者多用活血化瘀药，甚至用虫类药峻攻，本研究观察到的舌象就是一个诊断依据。

（十）槐耳冲剂治疗原发性肝癌 128 例临床分析

有研究者报道，真菌多糖能抑制肿瘤生长，提高人体免疫力。1982～1986 年，我们临床协作组在动作实验的基础上采用南京中医学院从槐耳菌质提取的清膏（槐耳冲剂），治疗不能采用手术切除的原发性肝癌128例，证明槐耳冲剂对肝癌有一定的抑制作用，无明显不良反应。现总结如下。

1. 临床资料

本组128例中，男109例，女19例。年龄21～82岁，平均48.59岁。本组病例按1977年全国肝癌协作会议制订的标准，病理诊断20例（19例肝细胞癌，1例胆管细胞癌）；其余均根据病史、体征、B超检查、CT扫描及实验室检查结果确诊。其中单纯型Ⅰ期38例，Ⅱ期18例；硬化型Ⅰ期55例，Ⅱ期17例。

2. 治疗方法与结果

本组病例均采用口服槐耳冲剂治疗。每次用温开水冲服1包（含干清膏2.64g），每日3～4次，1个月为1个疗程。结果评定标准按1978年全国抗癌药物会议通过指标。完全缓解：可见肿瘤完全消失超过1个月。部分缓解：病灶最大直径及其最大垂直径的乘积最小缩小50%；其他病灶无增大，持续超过1个月。稳定：病灶上述两直径乘积缩小不足50%，增大不超过25%，持续超过1个月。进展：病灶两直径乘积增大超过25%。按上述标准，本组128例中，完全缓解5例，部分缓解10例，稳定67例，进展46例。统计缓解率为11.7%，稳定率为64.1%。

治疗后生存期：自本法治疗到末次随访（失访者按死亡计）时间，生存1个月者78例，6个月到1年者32例，1～2年者12例，2年以上者7例。1年生存率20%。

治疗期间，我们对服药1个月的10例正常人（自愿者）做服药前后肝功能、血常规和心电图等检测，结果对肝、肾功能均无影响，对骨髓功能未见抑制作用。对坚持服药3年以上的1例患者进行全面检查，未见明显不良反应。

3. 讨论

目前肝癌的治疗以早期外科手术治疗为主要手段。但由于本病起病隐匿，早期症状不明显，缺乏特异性，获确诊者多为中、晚期肝癌。对于无法行手术切除的病例，特别是伴有肝硬化者，肝功能均有不同程度的损害，很难耐受化疗。对此，我们采用口服槐耳冲剂治疗，不仅提高了患者病灶缓解率和稳定率，也提高了患者的生活质量：肝区疼痛减轻占88.8%（79/89），食欲增加占85.1%（74/87），精神状态好转占 72.4%（71/98）。本组有 3 例因肝癌破裂出血而行剖腹探查，未能进行病灶切除，止血后关腹。术后服用槐耳冲剂治疗，创口很快愈合，提示口服槐耳冲剂可提高肝癌患者免疫功能。

槐耳冲剂是从槐耳菌质中分离提取的清膏。槐耳菌属担子菌亚门多孔菌科，学名为 Trametes rohiniophila Murr，中国科学院上海药物研究所和全军肿瘤研究中心等机构均对其进行过抗肿瘤实验研究。结果显示，对小白鼠可移植瘤实体型肉瘤 S_{180} 抑制率为 22%（4%～37%）。实验以 200mg/kg 腹腔给药，对肿瘤抑制率达 48%，对生命的延长率为 29%～58%。并证实，其有效成分为多糖蛋白。南京医学院微生物教研室实验证明，槐耳多糖对 α-干扰素和 γ-干扰素能起到一定的诱生协同作用，而且对小白鼠腹腔巨噬细胞的吞噬功能有非常显著的促进作用。同时证实，槐耳多糖对脐血淋巴细胞作用后，能增加其活性花环（EaRFC）形成率，对脐血淋巴细胞的移植物抗宿主反应有显著的增加作用。

本研究采用的槐耳冲剂，即由槐耳菌质中提取的清膏，槐耳多糖蛋白为其主要成分。本品用于本组病例所取得的效果，系槐耳多糖蛋白经消化道被人体吸收，通过提高机体免疫功能而达到抑制肿瘤的目的，而不是一种直接作用的细胞毒的制剂。临床结果提示，槐耳冲剂适用于不能切除病灶的肝癌患者、手术切除肝癌病灶的患者以及在化疗期间的肝癌患者。

（十一）蜂王浆冻干粉治疗恶性肿瘤 365 例临床总结

蜂王浆冻干粉是蜂王浆经真空冷冻干燥制成，是一种高级营养物质，二十年来已受到国内外的广泛关注，其由近百种物质组成，主要成分是蛋白质、脂肪、糖类、氨基酸和维生素等，近年来发现蜂王浆冻干粉中还含有一种特殊的脂肪酸 10-羟基-癸二烯酸，对动物移植性肿瘤有较强的抑制作用，微量元素铜、铁、锌、镁、铝、钴等也较丰富，还含有各种酶和胰岛素类物质。我们从 1984 年 5 月起应用蜂王浆冻干粉治疗恶性肿瘤 365 例，取得了较好的疗效，现总结如下。

1. 病例资料

本组病例中男 227 例，女 138 例，年龄 22～78 岁，平均 53.4 岁。本组 365 例均系我院肿瘤科专科病例，大多数为他院手术或放、化疗后转来我院，除原发性肝癌 22 例经过 AFP、B 超、同位素和肝 CT 扫描确诊外，其余 343 例患者（病理分类表略）的病理组织分类是：腺癌 163 例，鳞癌 72 例，浸润型导管癌 48 例，低分化腺癌 22 例，小细胞癌 12 例，移行上皮细胞癌 7 例，透明细胞癌 6 例，甲状腺泸沦癌 5 例，未分化癌 5 例，印戒细胞癌 3 例。疾病分类中以胃癌占首位（98 例），乳腺癌次之（59 例）。

2. 治疗方法

本组病例大部分为中、晚期患者。蜂王浆冻干粉的服用方法为每日 1 次，每次 1g，以温开水调匀加蜂蜜适量，清晨空腹服用，服用时间最长者 6 年，未见明显不良反应。本药携带方便，服用方法简单，在常温下保存 1 年不会变质。

3. 疗效

本组病例经过综合治疗后，精神好转者占 93.9%（343/365），食欲增加占 86.8%（317/365），睡眠好转占 84.9%（310/365）；如因晚期癌肿有剧烈疼痛者，睡眠未见改善，合并化疗和放疗者能减轻化疗和放疗的不良反应，患者能坚持完成疗程。

我们随机对 220 例癌肿患者进行 CuZn-SOD 的检测，服药组和对照组各 110 例，服药组每日除服中药外，每日服用 1g 蜂王浆冻干粉，而对照组单纯服用中药，服药组为（389.64±41.14）µg/gHb，而对照组为（314.68±20.34）µg/gHb，两者比较差异有统计学意义（$P < 0.001$），各种肿瘤患者红细胞中 CuZn-SOD 含量下降，而服用蜂王浆冻干粉者其含量明显高对于对照组，说明服用蜂王浆冻干粉能提高 CuZn-SOD，对肿瘤患者是有益的。

我们还随机对 103 例患者进行以下 3 项检测。①细胞免疫功能的检测：Ea 花环试验，治疗前为 22.9%±4.61%，治疗后为 27.4%±3.27%，表明服药后细胞免疫功能有所提高。②补体 Cg 功能的检测：治疗前低于正常，治疗前为（84.66±15.69）mg%，治疗后上升到（114.6±39.95）mg%，含量显著提高。③体液免疫功能的检测：患者服药后 IgG、IgA 下降到正常，说明蜂王浆冻干粉有调整体液免疫的功能。以上结果说明，蜂王浆冻干粉对人体具有免疫双相调节作用，能根据不同的免疫紊乱环节进行调整，这对延长肿瘤患者的生存期是有利的，在恶性肿瘤综合治疗中是一种很有前途的扶正药物。

另外，河北省肿瘤防治研究所承担了食管癌患者术前服用蜂王浆冻干粉的研究，服用方法为每日1次，每次1g，连服14日，用药结束即手术，共有15例食管癌患者进行了手术，其中5例未能切除，10例术后将切除标本进行病理形态学观察，结果显示，蜂王浆冻干粉对于癌组织有一定的损伤作用，10例中有5例引起重度癌退化，而更主要的病理变化为癌周间质反应，中度反应者5例，明显反应者5例，说明蜂王浆冻干粉对患者免疫系统有刺激作用，增强了患者自身抗癌防御机制，从而间接地损害癌组织，以达到抑癌的效果。

4. 小结

恶性肿瘤是一种常见病、多发病，严重危害人类健康，如何进一步改善患者的临床症状，减少病痛，提高生存率，是当前迫切需要解决的问题。蜂王浆冻干粉是低糖高能营养物质。根据意大利药物试验，蜂王浆口服或注射能使艾氏腹水癌小鼠寿命延长，腹水出现延迟，癌细胞发育有退行性变，这项试验与我们临床病理检测结果一致。经过365例恶性肿瘤的临床观察发现，患者服用蜂王浆冻干粉后食欲增加，精神和睡眠均好转，体重增加，临床症状均有改善，获得了较好的疗效。蜂王浆冻干粉在恶性肿瘤的综合治疗中具有一定的药用价值，对年老体弱、不宜大剂量化疗者尤为适合。

第三章

徐荷芬弟子传承脉络

徐荷芬

1995年,被江苏省人社厅、江苏省卫健委、江苏省中医药管理局评为江苏省名中西医结合专家。

2009年,被江苏省中医药管理局评为江苏省名老中医药专家学术经验继承指导老师。

2012年,被国家中医药管理局批准为全国名老中医药专家传承工作指导老师。

2016年,被评为江苏省首届国医名师。

2011年,获批建立江苏省中医药管理局"徐荷芬江苏省名老中医药专家传承工作室"。

2013年,获批建立国家中医药管理局"徐荷芬全国名老中医药专家传承工作室"。

2018年,全国和省名老中医药专家(徐荷芬)传承工作室丹阳工作站、兰园工作站建设项目启动。

霍介格

2008～2011年,第一批江苏省优秀中青年中医临床人才。

2009～2012年,第一批江苏省老中医专家学术经验继承人。

2011～2014年,徐荷芬省名老中医药专家工作室负责人。

2012～2016年,第五批全国老中医药专家学术经验继承人。

2013～2016年,徐荷芬全国名老中医药专家工作室负责人。

方志军

2009～2012 年，第一批江苏省老中医专家学术经验继承人。

2011～2014 年，徐荷芬省名老中医药专家工作室骨干。

2012～2015 年，第三批全国优秀中医临床人才。

2013～2016 年，徐荷芬全国名老中医药专家工作室骨干。

卞美广

2009～2012 年，第三批全国优秀中医临床人才。

2011～2014 年，徐荷芬省名老中医药专家工作室骨干。

2013～2016 年，徐荷芬全国名老中医药专家工作室骨干。

张成铭

1985～1988 年，南京中医药大学中医研究生班。

邢海燕

2008～2011 年，第一批江苏省优秀中青年中医临床人才。

2011～2014 年，徐荷芬省名老中医药专家工作室骨干。

2012～2016 年，第五批全国老中医药专家学术经验继承人。

2013～2016 年，徐荷芬全国名老中医药专家工作室骨干。

肖　雅

2011～2014 年，徐荷芬省名老中医药专家工作室成员。

2013～2016 年，徐荷芬全国名老中医药专家工作室成员。

胡灿红

2011～2014 年，徐荷芬省名老中医药专家工作室成员。

2013～2016 年，徐荷芬全国名老中医药专家工作室成员。

丁 蓉

2011～2014 年，徐荷芬省名老中医药专家工作室成员。

2013～2016 年，徐荷芬全国名老中医药专家工作室成员。

李灵常

2011～2014，徐荷芬省名老中医药专家工作室成员。

2013～2016，徐荷芬全国名老中医药专家工作室成员。

魏国利

2011～2014，徐荷芬省名老中医药专家工作室秘书。

2013～2016，徐荷芬全国名老中医药专家工作室秘书。

其 他

王国方、马继恒、蒋蕾：2018～2021 年，基层工作站（丹阳）继承人。

李瑞玲、王袁元：2018～2021 年，基层工作站（兰园）继承人。

参考文献

[1] 徐荷芬.突破中医基本理论第一关"阴阳五行"[J].江西中医药,1958（12）：7-9.

[2] 邢海燕,霍介格,方志军.徐荷芬和法论治恶性肿瘤经验[J].中医杂志,2015,56（12）：1008-1010.

[3] 邢海燕,魏国利,李灵常,等.从"心身同病"角度探讨徐荷芬教授治疗肿瘤学术思想[J].时珍国医国药,2020,31（11）：2768-2770.

[4] 唐琳,顾佳麟,王馨,等.徐荷芬以"滋阴"为核心论治乳腺癌经验[J].江西中医药,2021,52（6）：31-33.

[5] 左武琪,胡梦迪,丁晨曦,等.徐荷芬从气阴论治非小细胞肺癌经验撷菁[J].江苏中医药,2018,50（12）：13-15.

[6] 邢海燕,王小宁,方志军,等.徐荷芬教授治疗肺癌经验[J].四川中医,2011,29（11）：7-8.

[7] 徐荷芬.扶正培本法在治疗肿瘤方面的应用[J].江苏医药,1981（5）：23-24,15.

[8] 徐荷芬,薛慧宁.祖国医学对肿瘤的治法[J].南京中医学院学报,1985（4）：13-15.

[9] 徐荷芬,霍介格,魏国利,等.中医药治疗肿瘤临证思路撷粹[J].江苏中医药,2017,49（6）：1-4.

[10] 刘林涛,刘倩,方志军,等.徐荷芬恶性肿瘤临证经验浅析[J].四川中医,2017,35（3）：7-9.

[11] 方志军,徐荷芬.徐荷芬教授治疗肿瘤学术思想探析[J].辽宁中医药大学学报,2009,11（5）：20-22.

[12] 张成铭.徐荷芬治疗恶性肿瘤的经验[J].江苏中医,1998（1）：14-15.

[13] 樊敏，霍介格，曹鹏，等．徐荷芬论治肺癌经验探析 [J]．上海中医药杂志，2013，47（6）：1-2．

[14] 邵向群．徐荷芬教授辨治乳腺癌的临床经验及学术思想研究 [D]．南京：南京中医药大学，2018．

[15] 何世仪，钱峻，霍介格．徐荷芬教授治疗食管癌的临床经验 [J]．时珍国医国药，2017，28（10）：2534-2536．

[16] 马继恒，霍介格，胡灿红，等．徐荷芬教授治疗中晚期胃癌的经验探析 [J]．中国医药导报，2021，18（20）：128-131．

[17] 唐琳，顾佳麟，王馨，等．徐荷芬治疗大肠癌的临床经验 [J]．实用中西医结合临床，2021，21（1）：126-127，131．

[18] 王馨，方志军，徐荷芬，等．基于"同气相求"理论的大肠癌临证应用探讨 [J]．海南医学院学报，2021，27（9）：709-712．

[19] 何世仪，钱峻，霍介格．徐荷芬治疗原发性肝癌的临床经验 [J]．时珍国医国药，2017，28（7）：1736-1737．

[20] 左武琪，方志军，徐荷芬，等．前列腺偶发癌联合雄激素阻断后辨治四法 [J]．山东中医杂志，2019，38（6）：519-522．

[21] 徐荷芬，薛慧宁，王墨荣．槐耳冲剂治疗原发性肝癌128例临床分析 [J]．中国实用外科杂志，1993（8）：509．

[22] 徐荷芬，薛慧宁．蜂王浆冻干粉治疗恶性肿瘤365例临床总结 [J]．中国养蜂，1990（6）：23-24．

[23] 王馨，左武琪．徐荷芬教授治疗化疗性恶心呕吐经验 [J]．中医临床研究，2023，15（31）：145-148．

[24] 钱丽君，金梦洁，吕欣妮，等．中医药治疗大肠癌化疗相关性腹泻思路探讨 [J]．中医临床研究，2022，14（34）：65-67．

[25] 杨汪银，左武琪，王馨，等．徐荷芬防治食管鳞癌放射性肺炎临证撷英 [J]．江苏中医药，2020，52（5）：15-17．

[26] 左武琪，胡梦迪，刘林涛，等．胃癌根治术后反流性食管炎辨治五法 [J]．江西中医药，2018，49（4）：17-18，24．

[27] 守芳漾，高阳，万弘扬，等．名老中医辨治大肠癌常用角药撷萃 [J]．中医药临床杂志，2023，35（9）：1709-1713．

[28] 刘林涛，刘倩，方志军．徐荷芬治疗肿瘤角药运用举隅 [J]．江苏中医药，2016，48（12）：9-10．

[29] 张振生，吕欣妮，金梦洁，等．徐荷芬治疗大肠癌常用药对与药组经验撷英 [J]．实用中医内科杂志，2023，37（4）：86-88．

[30] 蒋言涛，方志军．徐荷芬养阴固本法治疗肿瘤常用对药撷英 [J]．山东中医药大学学报，2015（3）：245-246．

[31] 唐琳．基于数据挖掘技术的徐荷芬教授治疗结肠癌用药规律研究及学术思想初探 [D]．南京：南京中医药大学，2021．

[32] 胡梦迪．基于数据挖掘的徐荷芬教授治疗非小细胞肺癌用药特点与学术思想研究 [D]．南京：南京中医药大学，2020．

[33] 刘林涛，方志军．徐荷芬治疗恶性肿瘤验案 2 则 [J]．江西中医药，2017，48（3）：40-41．

[34] 徐荷芬，陆正兴．上腭癌 [J]．江苏中医杂志，1982（1）：32．

[35] 王馨，左武琪，杨汪银，等．徐荷芬治疗肿瘤并发症验案 3 则 [J]．江苏中医药，2019，51（8）：54-56．

[36] 杨汪银，左武琪，王馨，等．徐荷芬教授运用扶正养阴抑瘤法治疗胰腺癌医案一则 [J]．亚太传统医药，2020，16（9）：124-127．

[37] 徐荷芬．养阴补肺解毒汤 [J]．江苏中医药，2014，46（2）：24．

[38] 刘林涛，方志军，徐荷芬．养阴补肺解毒方治疗肺癌传承心悟 [J]．中国中医基础医学杂志，2018，24（10）：1487-1488，1498．

[39] 方志军，姚楠，张健，等．消瘤胶囊对大鼠移植肝脏肿瘤的治疗效果研究 [J]．药物生物技术，2012，19（4）：317-320．

[40] 方志军，邵向群，杭桂芳，等．草杞颗粒对荷瘤小鼠肿瘤细胞凋亡的影响 [J]．时珍国医国药，2009，20（9）：2226-2227．

[41] 鞠建明，钱大玮，朱玲英，等．HPLC 测定冬仙胶囊中虫草素的含量 [J]．中成药，2005（2）：95-96．

[42] 宋金娣，徐荷芬，邵向明，等．冬虫夏草菌丝体免疫特性测试 [J]．食用菌学报，1999（4）：52-54．

[43] 徐荷芬，薛慧宁，张成铭，等．冬虫夏草菌丝体抗肿瘤的实验研究 [C]．// 天然药物资源专业委员会，中国自然资源学会天然药物资源专业委员会．中国自然资源学会全国第四届天然药物资源学术研讨会论文集．2000：3．

[44] 王国民，骆燕，徐荷芬，等．气功对淋巴细胞酯酶活性的影响 [J]．南京中医学院学报，1987（3）：25．

[45] 方志军，徐荷芬，薛慧宁，等．冬仙胶囊抗肿瘤作用的实验研究 [J]．中医药学刊，2003（1）：75-76．

[46] 张珊珊，倪瑾，徐荷芬．消化道肿瘤舌象细胞学的初步观察 [J]．江苏中医杂志，1985（7）：44-46．

[47] 徐荷芬，张文杰，周克芳，等．恶性肿瘤病人200例舌象观察 [J]．江苏中医杂志，1987（4）：44-47．